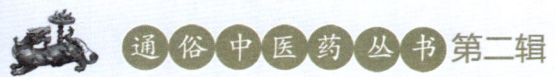 

# 神针奇灸

## ——中医经络疗法解读

严晋 姚丽芬 著

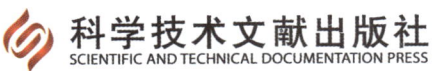

## 图书在版编目（CIP）数据

神针奇灸：中医经络疗法解读／严晋，姚丽芬著．—北京：科学技术文献出版社，2012.4

（通俗中医药丛书．第二辑）

ISBN 978-7-5023-6987-3

Ⅰ.①神…　Ⅱ.①严…②姚…　Ⅲ.①穴位疗法-基本知识　Ⅳ.①R245.9

中国版本图书馆CIP数据核字（2011）第169422号

---

### 神针奇灸——中医经络疗法解读

策划编辑：樊雅莉　　责任编辑：樊雅莉　　责任校对：张吲哚　　责任出版：王杰馨

出　版　者　科学技术文献出版社
地　　　址　北京市复兴路15号　邮编100038
编　务　部　(010)58882938，58882087(传真)
发　行　部　(010)58882868，58882866(传真)
邮　购　部　(010)58882873
官 方 网 址　http://www.stdp.com.cn
淘宝旗舰店　http://stbook.taobao.com
发　行　者　科学技术文献出版社发行　全国各地新华书店经销
印　刷　者　北京金其乐彩色印刷有限公司
版　　　次　2012年4月第1版　2012年4月第1次印刷
开　　　本　710×1050　1/16开
字　　　数　107千
印　　　张　7.5
书　　　号　ISBN 978-7-5023-6987-3
定　　　价　29.80元

---

版权所有　违法必究

购买本社图书，凡字迹不清、缺页、倒页、脱页者，本社发行部负责调换

# 通俗中医药丛书第二辑编委会

**主　编**　陈英华

**副主编**　郝宏伟　郑　洪　蓝韶清

**编　委**　严　晋　何丽春　张秋镇　林丽珠
　　　　　贺振泉　姚丽芬　薛暖珠

# 序

说起中医，人们并不陌生，它的不少术语早已深深烙入了我们的日常用语之中。像"上火"、"中风"、"湿热"，一说大家都知道；常用中药，像大枣、生姜，也是饮食中常用的佐料，药食两用。这都说明，中医中药来源于生活，是非常生活化的医学，"百姓日用而不知"。更重要的是，中医中药始终保持着良好的临床疗效，能解决问题，这是它立足的根本。人们记忆犹新的是，在2003年抗击"非典"中，中医药取得很好的疗效，得到世界卫生组织的肯定，也让老百姓温习了一次生动的中医实践课。

但是现在一般的老百姓，讲起中医理论会觉得非常深奥难懂。原因之一，恐怕与近代以来，我们对传统文化的传承不足有关。自从鸦片战争后，有些人对本民族文化失去了自信心，对传统文化的批判过了头。缺乏了传统文化的根基，对中医理论也就难以很好地理解。像"阴阳"、"气"、"风"等生理病理概念，离开其临床基础和文化背景，就不好体会了。

中医理论"难懂"的另一个原因，是人们习惯于用西医的观念来看问题。中小学的常识课、生理卫生课，教的都是西医的知识。这些知识当然很有用，但对中医的理论绝口不提，反映的仍然是民族自信心缺失的问题。中西医是不同理论体系的医学，用西医的思维来看中医，就不容易理解。要知道中医某些貌似"不科学"的说法背后，其实有着大科学的内涵，我们不能用西医的标准作为"科学"的标准。

在21世纪，我们必须重新对我们优秀的中华文化树立起信心并加以发扬，以造福于世界和人类。广东省建设"中医药强省"，除了医疗、科研、教学和药业等各条战线的努力外，向老百姓宣传和普及中医，更是必不可少的一项工作。普及并不是要求人人都能完全学懂中医，但是希望能够通过普及让人们可以了解中医理论的特点，知道中医的整体观和辨证论治，学会一些中医的养生防病原则，这对健康生活和防病治病是很有好处的。

应该说，中医的科普工作很有必要，但要做好却不容易。难就难在怎样把中医的高深理论，用现代的语言很好地表达清楚，既要有科学性，也要力求通俗性。所以我认为，科普也应该属于科研工作。《通俗中医药丛书》的作者在这些方面下了很大的工夫。丛书既介绍趣闻轶事与医史源流，又讲述医药原理与人文传统，语言明白晓畅，图文并茂，我作为一名医学工作者读起来也觉得趣味盎然，广大读者一定可以从中得到有益的知识。

中医中药是中华文化的瑰宝，也是世界文化的精华。人类不能没有中医。希望通过这套丛书，让更多的中国人，甚至世界各国人民，能够领略到中医药的独特魅力，更加了解和珍视中华民族的优秀传统文化。是为序。

邓铁涛

# 目 录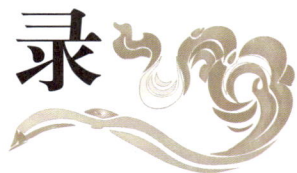

## 1 针灸医学的前世今生 /1

### ● 针灸的起源 /3
针的前身本不是针 /3
经络的发现 /4
从神医扁鹊到《黄帝内经》/5

### ● 针灸的兴盛 /7
皇甫谧开针灸风 /7
针灸铜人 /8
《针灸大成》集大成 /9
道光禁针 /10

### ● 针灸走向世界 /11
源自美国的"针灸热" /11
外国元首的针灸缘 /12
针灸被世界接纳 /14
世界针灸标准"中国制造" /15

## 2 神奇又神秘的经络 /17

### ● 经络与穴位 /18
十二经脉 /19
奇经八脉 /21
"点穴"武功是真的吗 /23

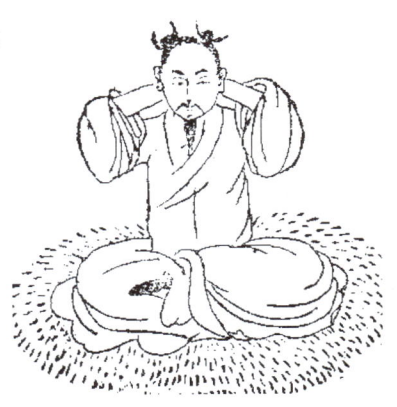

- 藏在经络中的秘密 /24

　　气行经络多变化 /24
　　阴阳表里互参合 /25
　　时间流注需讲究 /27
　　腧穴特性差别大 /28

## 3 扎一扎，治大病
### ——神奇的针刺疗法 /31

- 不带药的"针"咋治病 /32

　　针的大家族 /32
　　秘诀在于调经气 /34
　　针须"得气"见效快 /37
　　"烧山火"与"透天凉" /38
　　扎针需防"晕" /40

- 一根银针治百病 /42

　　针刺急救 /43
　　针刺镇痛和麻醉 /43
　　针灸减肥 /45

## 4 烤一烤，胜吃药
### ——神奇的灸疗法 /47

- 针所不为，灸之所宜 /48

　　灸疗用艾 /48
　　灸疗之秘在"温经" /49
　　花样繁多的灸法 /50

- 灸透诸经治百病 /55

　　灸是女性的好朋友 /56
　　保命之法，灼艾第一 /57
　　灸疗宜忌 /59

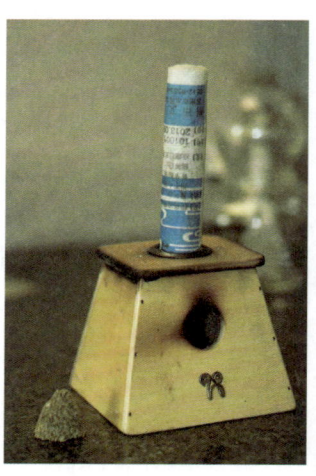

## 5 贴一贴，病痛消
### ——神奇的穴位贴敷疗法 /60

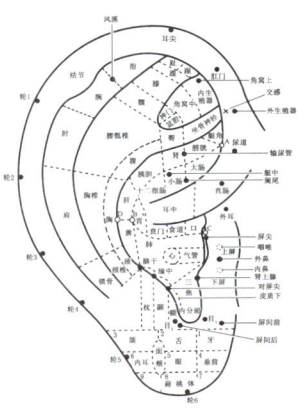

- "一贴就灵"真的灵 /61
  - 穴位贴敷源流 /61
  - 从毛孔入腠理 /63
  - 贴穴疗法妙处多 /65
  - 常用的贴敷治病方 /66

- 天灸不是灸 /68
  - 天灸治病，历史悠久 /68
  - 冬病夏治 /69
  - 天灸有讲究 /71

- 耳针不只是针 /72
  - 耳穴的发现 /73
  - 压耳穴，巧治病 /74

## 6 按一按，身体安
### ——神奇的推拿按摩 /77

- 赤手空拳能治病 /78
  - 按摩源于"导引"术 /78
  - 按摩治病的原理 /80
  - 按摩手法 /82
  - 胡乱按摩惹祸端 /85

- 按摩保健益处多 /86
  - "梳头洗脸"留青春 /86
  - 摩腹清肠胃 /87
  - 推背调脏腑 /89
  - 拍打四肢通经络 /90
  - 巧用按摩能救急 /91

# 7 碗碗罐罐也治病
## ——神奇的拔罐和刮痧疗法 /93

● 妙用拔罐愈疾病 /94

远古"角法"的魅力 /95
拔罐有技巧 /96
家有一罐用途大 /99

● 刮痧拔毒祛外邪 /101

有华人的地方就有刮痧 /102
刺激皮部泻邪气 /103
刮痧操作 /105
日常疗疾巧用刮痧 /106

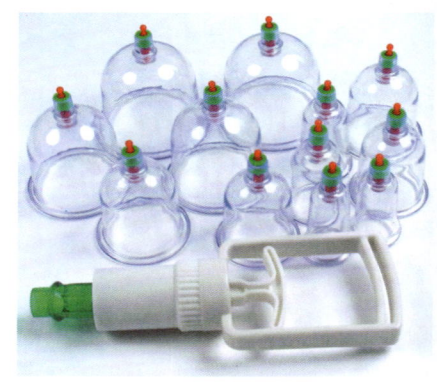

# 后记 /108

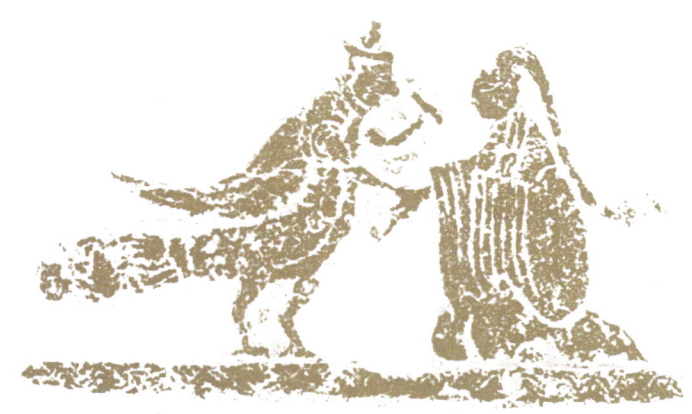

# 1 针灸医学的前世今生

针灸是中国伟大的发明之一，是中国传统医学的重要组成部分。

千百年来，作为中国最常用的医疗手段之一，针灸对中国人的健康发挥了无可替代的作用。近些年来，随着中国社会经济发展和国际交流的增加，中国的针灸医学逐渐走出国门，为其他国家的人们服务，不仅得到很多国家的认可，欧美等发达国家还纷纷将其纳入国家医疗体系之中。针灸已然成为举世瞩目的医学奇葩。

但是，在全世界绝大多数人的眼中，针灸仍然是神秘的。人们一方面惊奇于它的疗效，一方面又对它的治病原理等不甚了解。

本书的目的就是为世人，特别是那些对针灸的基本知识还不够了解的人们，来揭开针灸的神秘面纱。

而欲揭开针灸的神秘面纱，最先要做的就是从针灸的身世讲起，追根溯源，看看针灸是从何时开始出现的，中国人是怎样发现和应用这种神奇的医术的，它又是如何走到今天，走向世界的。这里面有不少故事。

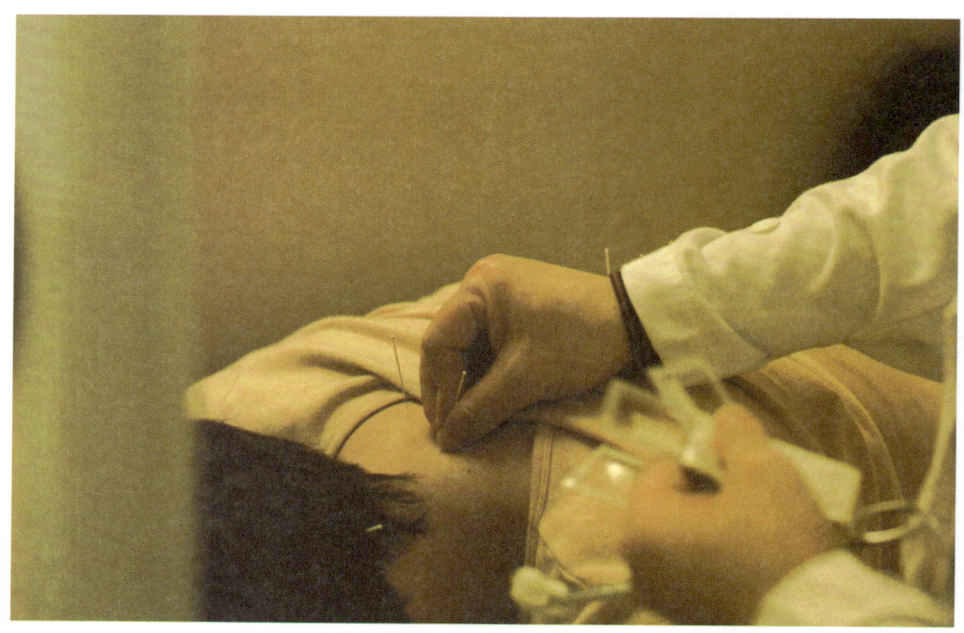

图1　针灸在世界得到广泛应用

# 针灸的起源

针灸何时出现？谁发明了针灸？这可真是一个历史之谜。

## 针的前身本不是针

严格地说，针灸包括"针"和"灸"两种疗法，我们先说"针"，即针刺疗法。关于针灸的起源，在中国有许多传说，其中流传最广的是"伏羲造九针"的说法。

伏羲，是中国神话传说中人类的始祖。据古籍记载，在远古的"华胥氏之国"，有位年轻姑娘，某天来到一个叫"雷泽"的地方玩耍，突然间，看到一个巨大的脚印，出于好奇，她就踩到这个巨大的脚印上，结果她身体里像有了什么感应，便这样怀了孕。不久后，她就生了一个儿子，人首蛇身，取名就叫伏羲。人们认为他是"雷神"之子，遂推选他为人民的君主。伏羲的历史功绩巨大，据说中国古老神秘的阴阳八卦就是他创造的。另据记载，伏羲"味百药而制九针"，也就是通过品尝各种各样的草药而发明了药，并且制造了"九针"。所谓"九针"，就是九种用作医疗的针刺用具。由此，神奇的针刺医术诞生了！

当然，传说仅仅是传说，并不符合历史真实。针刺疗法的真正发明者，是中国古代千千万万的劳动人民。另外，对绝大多数现代人来说，一提到"针"，脑海中立即闪现的肯定是一根细而长、一端锋利的金属物体。提到针灸，人们马上想到的肯定也是一根细长锋利的金属针。其实，若要追根溯源的话，最早的针刺治疗使用的不是针，而是石头，传统的针刺疗法起源于砭（bian，音边）石。

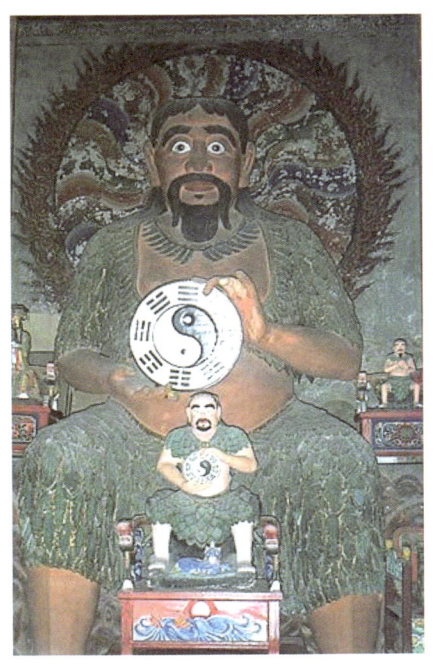

图2　传说发明针刺用具的伏羲

那砭石是什么玩意儿呢？其实就是一块小石头，只不过是那种锐利的小石块。熟悉历史的人都知道，人类早期的原始社会分为旧石器时期和新石器时期。那时候的人们还没有发明冶炼金属，使用的工具主要是石头，旧石器时代的石头器具是打制的，即通过两块石头相互敲打，打出工具的形状。新石器时代的石头工具是磨制的，即通过对石头进行打磨，磨出工具的模样。磨制的石器比打制的石器要光滑整齐得多，因此新石器时代要比旧石器时代更进步。现在发现的砭石，绝大多数是磨制的，说明至少在久远的新石器时代，中国人就开始进行类似于针刺的治疗活动。

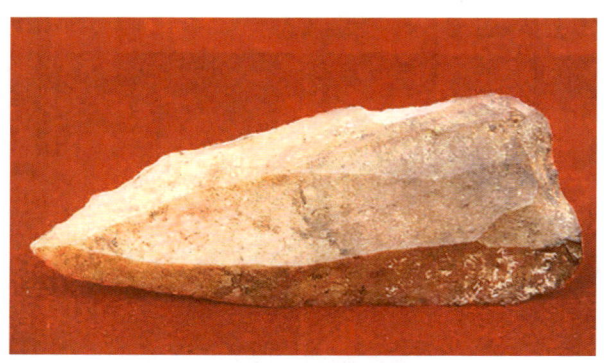

图3　新石器时代的砭石是针刺工具的雏形

砭石一头较粗而平，可以供人握在手里，一头较尖锐、锋利。我们的祖先用它来切割痈肿、排脓放血，还用它来刺激人体的穴位，从而达到治病驱邪的目的，可以说是最早的医疗工具。夏、商、周时代，人类发明冶金术后，才出现了金属针具。针最早的用途其实和砭石是一样的，只不过材料不同而已。但是，因为金属的性能比石头优越的多，所以随着时间的发展，金属针的用途越来越广，砭石便逐渐被替代而不用了。

### 经络的发现

也许是出于本能，人们在身体不舒服的时候，都会自觉不自觉地去按压。例如，头痛时，就会不由自主的用手指掐按一下太阳穴，肚子痛的时候，就会用手捂肚子，而且我们发现按压会使不舒服有所缓解。因此我们可以推测，当时的人们发明砭石，可能最早也是因为发现用按压身体表面的方式可以缓解身体的不适，甚至可以治疗疾病。

我们可以试着想像一下，当时人们身边大都有这样一块石头，当身体不舒服的时候，就抓起它往身上按压。这样做得多了，就会积累一些经验，例如就会发现按腿上的某个部位会缓解肚子痛,按手上的某个部位会缓解头痛,在手上的某个位置放血会缓解发热等,这些经验积累多了,经过成千上万年的时间,无数代人的不断总结,慢慢发现身体表面的某些点同治疗一定的疾病密切相关,这些点就被称作穴位。进而发现这些点同身体内特定的脏腑器官是联系密切的,把这些点连接成线条,就是经络。

当然,经络是否真的是这样发现的我们不敢下结论,以上的描述仅是猜测,但针灸治疗的方法相当大程度发源于广大人民的生活劳动实践,来源于民间却是千真万确的。即使你未接受过针灸治疗,也一定听说过针灸是在人的经络穴位上进行的吧?没错,经络和穴位,正是中国针灸学最重要的理论基础。传说没有记载伏羲是否也发明了经络,但是考古学家在地下发现了最早的经络图文。

1972年,在长沙马王堆一座古墓里,人们发现了最早的经络学文献《足臂十一脉灸经》和《阴阳十一脉灸经》,据推断可能形成于战国时期,这说明医学上应用的经脉学说在距今二三千年的时候已经基本成熟了。1993年春,四川省绵阳市双包山另一座汉代古墓里,又有一个更令人惊奇的发现,出土了一件黑色重漆的小型木质人形,其上有红色漆线的针灸经脉循行径路。这是迄今为止不仅在中国,也是在世界上所发现最早的标有经脉流注的木质人体模型。由此可见,当时的医生可能已经经常运用经络学说,于是制作了一个模型以便随时学习。这些发现说明,中国人发现和应用经络理论,有着数千年的历史。

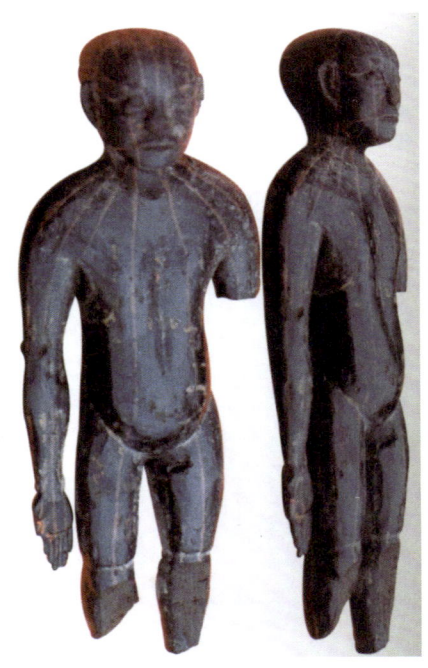

图4 双包山出土的汉代针灸木人

## 从神医扁鹊到《黄帝内经》

考古发现还能给我们更多惊奇。例如,我们竟然可以在古代壁画中看到一位古代著名的针灸医师——扁鹊。

据《史记》记载,扁鹊是战国时期勃海郡郑(今河北任丘)人。他医术高明,有一次,他和弟子子阳、子豹等人路过虢国,虢太子恰好患"尸厥",就是休克不知人事,当时人们以为他已经死了,正要安葬。但是,扁鹊一看就发现太子未死,于是他叫弟子子阳,在太子头顶中央凹陷处的百会穴扎了一针。过了一会儿,太子就苏醒了过来。接着扁鹊又叫弟子子豹在太子两胁下做药熨疗法。不久,太子就能坐起来。再服二十天的汤药,虢太子就完全恢复了健康。这件事令天下人为之震惊,众口相传说扁鹊有"起死回生"之术。害得扁鹊还要到处解释说:我不能起死回生,太子其实没有死!

医术这么高明的扁鹊,长得什么模样呢?看到古代壁画,人们可能会吓一跳。在山东、河南等地,有不少汉代壁画都有扁鹊的形象,却是一个人头鸟身的"怪物",这是怎么回事呢?原来,在当时人们心目中,鹊是一种神圣的图腾,扁鹊的名字中正好也有个"鹊"字,人们于是将他神化,画成这种神鹊的形状了。

但不管怎么说,扁鹊的确是史料中记载的最早的针灸医生。扁鹊救虢公子的故事可以说明,至少在战国时期,针灸已经被广泛地运用于临床实践了。

扁鹊医术如此神奇,可惜没有著作流传下来。而考古发现的经络模型和文献,在内容上还比较简单,不够完备。

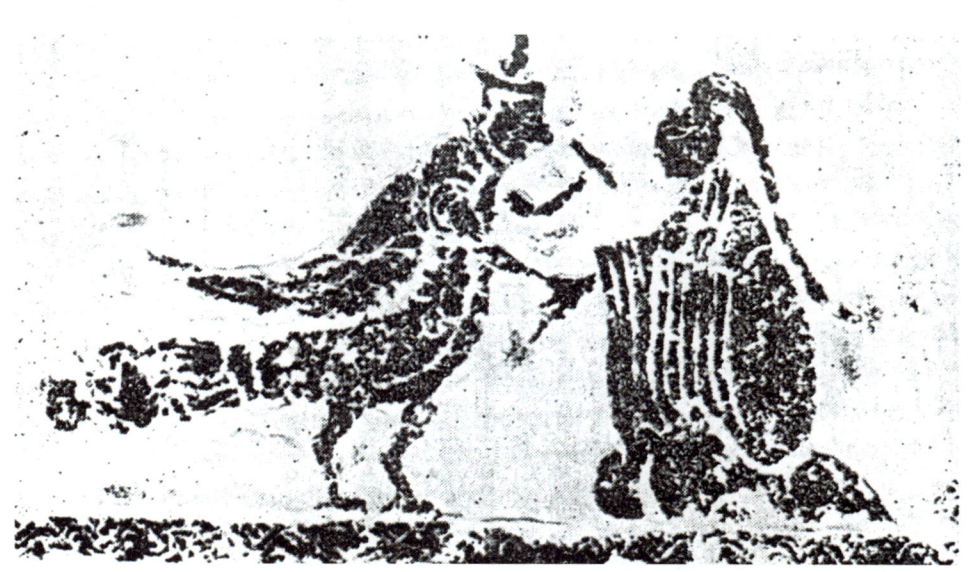

图5　山东汉代壁画中的扁鹊

一直到了秦汉时期，中医经典著作《黄帝内经》出现。《黄帝内经》是托名古代圣人黄帝和他的臣子岐伯以问答形式记录的医学论著，分为《素问》和《灵枢》两部分。《黄帝内经》论述了中医最重要和最基本的医学理论，但很少应用药物治疗，却大量提到应用针灸治疗的方法，尤其在《灵枢》部分占有极重要的份量，可见当时医生对针灸特别重视。书中正式地总结了人体十二经络的循行路线和疾病影响，论及了许多疾病的针灸治疗方法，这才标志着中医经络和针灸理论已基本成型。《黄帝内经》对后世有特别重要的影响。

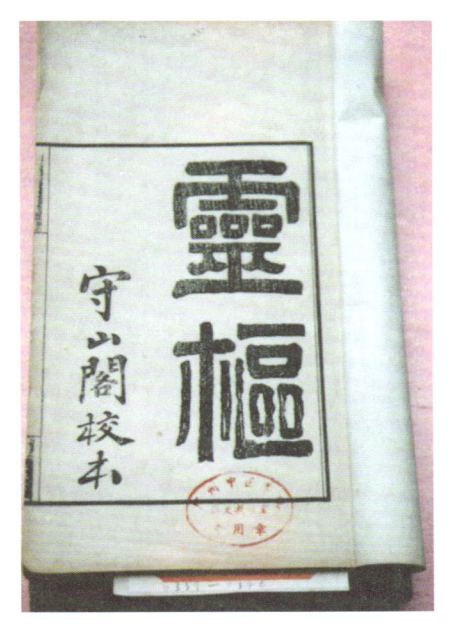

图6 中医经典《黄帝内经·灵枢》书影

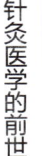

##  针灸的兴盛

### 皇甫谧开针灸风

《黄帝内经》理论精深，初学者若没有老师指导的话，还是很难读懂的。更何况其针灸理论还不够系统化，涉及的临床治疗知识也比较少，还不能非常有效地指导医疗实践。到了晋代，有个叫皇甫谧的人就感受到了这个问题。

说起皇甫谧，那可是一个特别有名的人。"浪子回头"的典故就发生在他身上。

据说皇甫谧小时候，被过继给叔父。他自幼贪玩，无心向学，到了十七岁，人高马大，竟"未通书史"，整天东游西荡，人们笑他是傻子。叔母对皇甫谧非常忧虑。一天，皇甫谧又一次惹恼了叔母，叔母想要教训他一下，便把他赶出家门。谁知他并不知悔改，到了外边弄来了一些瓜果，洋洋得意地呈献给叔母，说："看，我不是很孝顺吗？"叔母接过瓜果，狠狠地摔在地上，流着泪说："你快二十岁了，还是这样游手好闲，你要真心孝顺父母，就得'修身笃学'。"皇甫谧被叔母的话打动了,终于下决心悔过自新。从此以后,他刻苦攻读,虚心求教,后来成为有名的学者。

至于皇甫谧研究针灸,则是在一次得病之后。他关节疼痛,听说针灸治疗效果好,可找了半天却找不到一个好的针灸医生,于是他就想自学针灸。这时他才发现,古代的《黄帝内经》以及讲经络穴位的《明堂经》都深奥难懂,不便于学习。于是,他下苦功钻研,细心整理,写成了一本条理清楚的针灸学专著,名叫《针灸甲乙经》。这本书第一次系统地阐述了针灸理论和临床知识,后来成为皇家医学校用来专门讲授针灸的教材,甚至被后世尊为针灸医学的开山经典。自此,针灸医学才真正成熟。

## 针灸铜人

在皇甫谧之后,针灸医生越来越多,也有不少新的针灸著作出现。但是认真学习针灸的人也发觉一个问题,就是不同著作中绘的经络穴位图都难免有些偏差,按图在人体上取穴有的不太准确。穴位在人体上的位置能不能有一个客观的标准呢?针灸铜人在此时便应运而生。

那是在北宋天圣五年(1027),宋仁宗皇帝诏命翰林医官王惟一制造两个铜人,铜人要与正常成年人一样高大,胸背前后两面可以开合,里面可以见到雕刻的脏腑器官。最重要的是,铜人表面刻着精确的穴位,旁刻题穴名。有了这个标准的模型,人们就可以在身体上对照着它来取穴了。为了让人们都能看到它,除

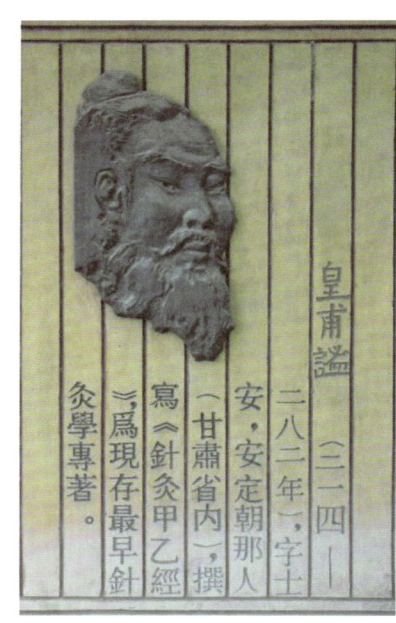

图7 针灸大师皇甫谧像

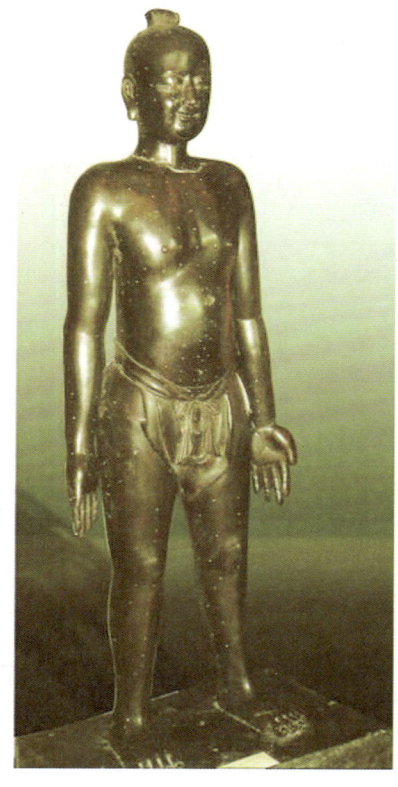

图8 明代复制的宋针灸铜人

了将一具铜人放在宫中外,皇帝还在当时首都汴京著名的大相国寺中专门建了一座大殿,把铜人放在殿中,供学习者前来观摩、研究。

针灸铜人是一个创举,对于推动针灸穴位标准化、普及化有着重要意义。可惜的是这两具北宋铜人原件都下落不明了。不过,后来明清两朝都继承了这一传统,制造了新的铜人供学习应用。同样,各种针灸经络图也不断刊行,使人们能更方便、准确地掌握经络穴位的知识。针灸知识得到了更进一步的规范化和普及。

## 《针灸大成》集大成

古人是怎样应用针灸治疗的呢?我们不妨介绍明代一位针灸学术大师杨继洲(1552—1620)。

杨继洲家中世代从医,但有趣的是他本来并不精于针灸,甚至对针灸的疗效不太相信,而是专长于药物治疗。可是,一次,有一个病人,他屡次用药都治不好,后来经另一位医生用针灸治愈,这才令杨继洲重视起针灸的作用。于是他刻苦搜求针灸学术精华,成为针灸学术大家。

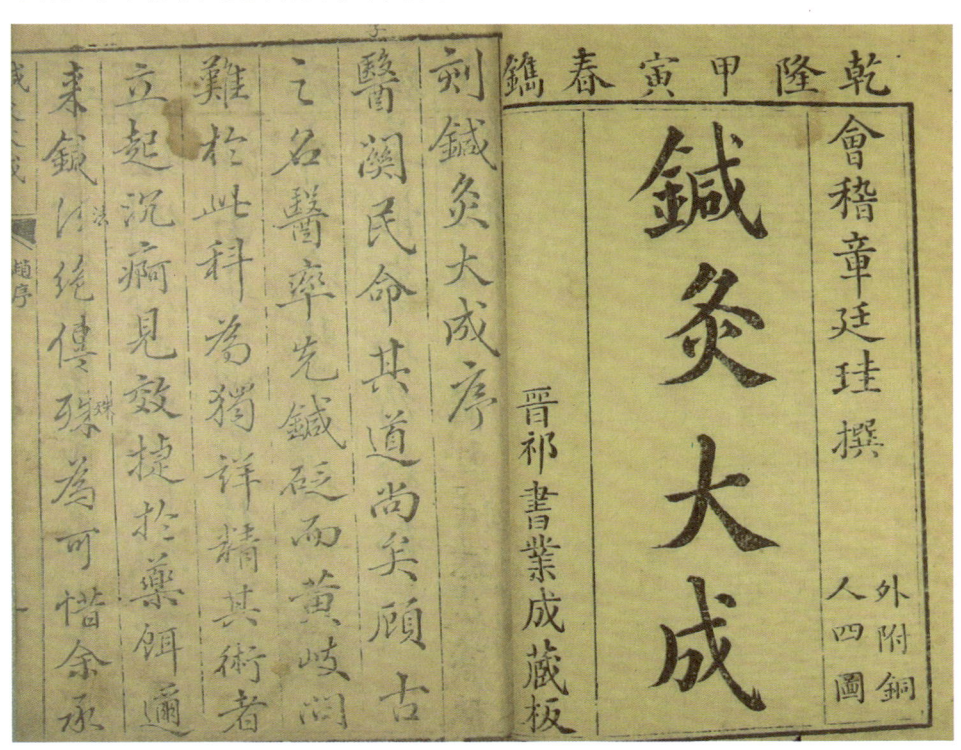

图9 "针灸大成"书影

嘉靖四十年的时候，有一个官员得了瘫痪的病，不能行动，治疗了很久还没有治愈，后来这位官员就请杨继洲来治疗。杨看了病后说："这种病一针就可以让你能走路。"当时在场的人没有一个相信的，于是杨就在病人的环跳穴上扎了一针，果然病人当时就能走路了。万历年间，巡按山西监察御史赵文炳患痿痹之疾，屡治不愈，于是请杨继洲诊治，仅3针而愈。为了报答他，赵文炳帮助杨继洲广求群书，编著并刻印了《针灸大成》这本名著。

《针灸大成》内容丰富，堪称针灸医学的集大成者。更加可贵的是，在书中，杨继洲也没有忘记药物的作用，提出"针灸药不可缺一"，主张针灸与药物综合应用，各取所长，以全面发挥中医临床的作用。

在治疗方法上，杨继洲针对不同的病证，提出了不同的针灸手法，例如治偏正头风痛，杨继洲认为，有痰者的针灸方法是"风池刺一寸半，透风府穴，此必横刺方透也"；无痰者，则应该"合谷针至劳宫"。口眼㖞斜者，则要"地仓针向颊车，颊车针向地仓"。两眼红肿者，则以鱼尾针透鱼腰。他还提出了"节气灸"的保健疗法。

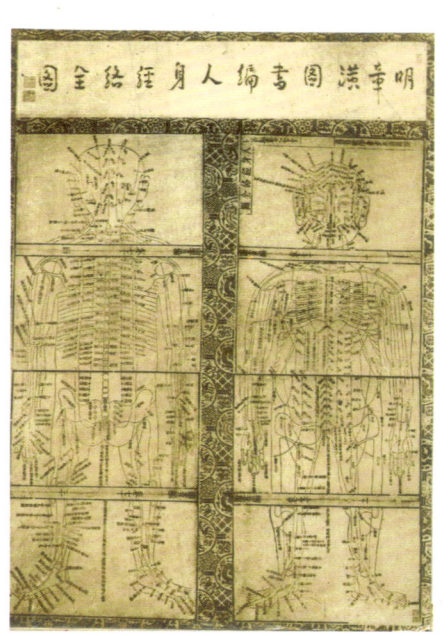

图10　明代针灸经络图

在杨继洲自己治疗的医案中，有以针灸为治疗手段的，也有以药物治疗为主的，还有两者兼用的。对每个病证一般都会介绍两种以上的处方，一个是主方，另一个是备用方，因此他记录的三百多种病证，处方却达到了一千多个。由此可见，在明代，中国针灸医术已经达到了相当高的水平。

## 道光禁针

在针灸发展的历史上，也有不顺利的时候。其中影响最大的是清朝道光二年（1822年），道光帝下令在太医院中废止针灸。据《太医院志》记载："奉旨：针灸一法，由来已久，然以针刺火灸，究非奉君之所宜。太医院针灸一科，著永远停止。"意思是说，针灸疗法虽然历史久远，但是太医院是专门负责为皇室治疗的机构，在皇帝身上扎针和火灸很不合适，以后太医院不要再搞这种治疗方法了。

道光皇帝这道诏书相当无知。这件事充分说明在封建皇权下，皇帝们对医生总是缺乏信任。不仅是对针灸，历代许多皇帝对御医们开的中药处方，也是要同时煎两付，让太监先服一付，确定安全之后才敢让皇帝服用。可以想像在这种环境下，医生又怎能放手治疗呢？医术又怎能发展呢？

所幸的是，皇帝禁止太医院从事针灸的旨令并没有影响到民间，针灸医术依然为老百姓所崇奉。

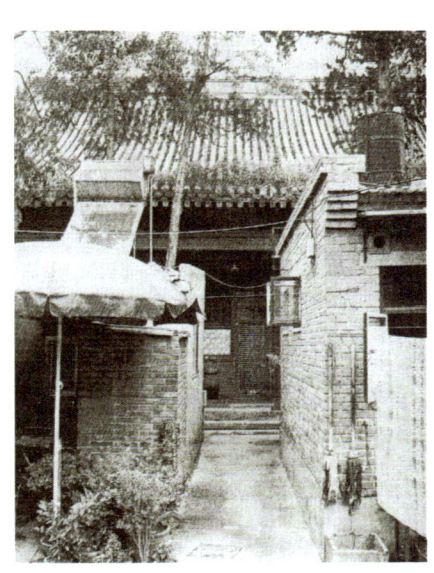

图11　清代太医院旧址

## 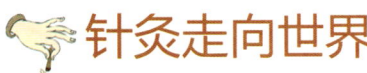 针灸走向世界

针灸的真正大发展是在1949年中华人民共和国成立以后。国家对中医和针灸采取了发展和提高的政策，中医和针灸的临床和基础研究都得到了很大的发展。尤其是20世纪70年代"针灸麻醉"的成功，更是令人瞩目的事件。在这个基础上，针灸很快开始大步走向世界。

### 源自美国的"针灸热"

20世纪70年代，世界上掀起了"针灸热"。这要从1971年说起。

这一年，长期处于对立状态的中国和美国关系开始解冻。当年7月，美国《纽约时报》副社长兼专栏作家詹姆斯·雷斯顿（Jame Reston）被派往中国采访。他在北京参观了很多单位，包括到中医院参观针灸治疗。在访问旅程中，雷斯顿不幸患上阑尾炎，在中国医院接受了阑尾切除手术治疗，术后感到腹部不适，又接受了20分钟的针灸治疗缓解疼痛，效果非常好。后来雷斯顿在《纽约时报》

撰文《现在让我告诉你们我在北京的手术》，介绍他的这段经历，并配有作者访问北京一家中医院针灸诊疗室的照片。文中说："（医生）用一种细长的针在我的右外肘和双膝下扎了三针，同时用手捻针来刺激我的胃肠蠕动以减少腹压和胃胀气。针刺使我的肢体产生阵阵疼痛，但至少分散了我腹部的不适感。同时李医生还把两支燃烧着的像廉价雪茄烟式的草药艾卷放在我的腹部上方熏烤，并不时地捻转一下我身上的针，这一切不过用了20分钟。当时我还想，用这种方法治疗腹部胀气是否有点太复杂了，但是不到1小时，我的腹胀感觉明显减轻，而且以后再也没有复发。"后来，他又在上海看到了中国医生用针灸麻醉做脑瘤切除，惊叹"是一次了不起的经历"。

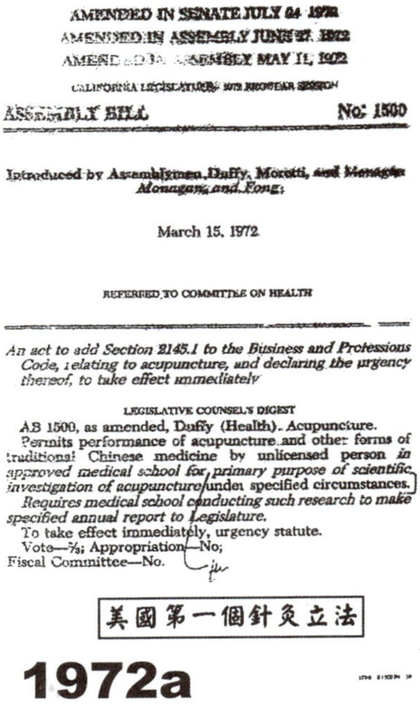

这并不是针灸第一次走出国门为世界所知，包括美国在内，此前也一直有华人甚至部分美国人从事针灸。只是由于当时正值中美两国联合公布美国总统尼克松将于1972年访华的爆炸性消息之际，这条与中国有关的消息极其引人注目，使世界人民对针灸的兴趣大为增加，并进一步关注针灸的疗效和发展状况。不久之后，美国部分州开始立法，准许当地的针灸师正式行医。其后，针灸在欧美国家的应用越来越广泛，目前有不少国家已将针灸治疗纳入医疗保险范围。"针灸热"于是兴起。

图12　美国第一个针灸立法文件于1972年在加利福尼亚州通过

### 外国元首的针灸缘

上面这个故事中，针灸由于和政治事件搭上边儿，产生了重要的社会效应。事实上，针灸在不少国家已经存在多年，它不但服务于当地人民，在各国政界要人面前一显身手的情况也屡见不鲜。

巴西总统卢拉患肩周炎已有十多个年头，手臂抬不起来，有时痛得不能入睡，严重影响他的健康和工作。四处求医总不见效果,医生建议他动手术,但是他没有接受。2003年他尝试着接受了数个疗程的针灸和中医治疗,他的肩周炎竟奇迹般地好了,至今没有复发。该国选民惊讶地发现,2002年大选时,卢拉的右手高举非常吃力,而2006年竞选时,他却已能够有力地挥动右臂。在他的影响下,副总统阿伦卡尔的夫人玛丽萨本来不大相信针灸,甚至害怕扎针,在试着接受中国针灸医生数个疗程的治疗后,她的坐骨神经痛也基本痊愈了。

这些卓著成效的事例,对针灸在巴西的命运有着很重要的影响。本来针灸在巴西就有相当程度的发展,2006年巴西政府国家卫生部颁发了971法案,决定将针灸、草药、温泉顺势自然疗法纳入全国唯一SUS医疗系统,列入公众医疗的辅助治疗范畴之中。但是这种情况也令一些巴西医生不满,他们多次试图推动在参议院通过一份《医师权职医学行为规范法案》,其中规定:凡实施进入人体皮下的行为都属医疗行为(包括注射、穿刺等7种方式),都必须由巴西执业西医师进行。这样一来,就等于变相禁止了非西医师在巴西从事针灸行业。这当然受到巴西华人和当地针灸医师的大力反对,正是在总统卢拉以及各界大力支持和帮助下,这个法案的表决未被通过,并被取缔。

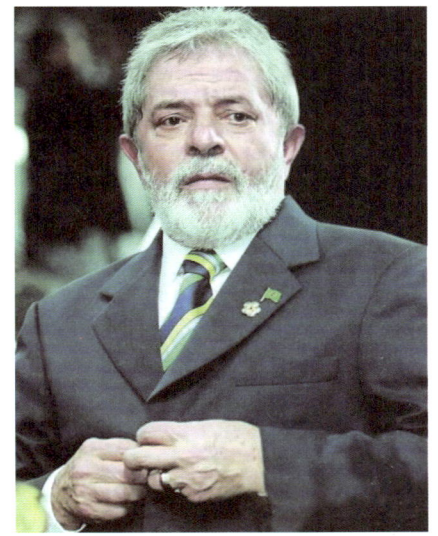

图13　巴西总统卢拉

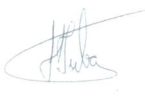

图14　卢拉总统致世界针灸学术大会的亲笔签名贺信

为了进一步推动中医针灸,圣保罗州议会还通过议案,确定每年3月23日为中医针灸纪念日。2009年11月世界针灸学会联合会第七届会员大会暨世界针灸学术大会在法国斯特拉斯堡举行,远在南美的巴西总统卢拉还托巴西中医药针灸学会致送亲笔签名贺信。信中说:"我作为建立在中国千年文化基础上的针灸治疗的受益者,承认针灸在全世界中的发展和运用,我们也特别注重针灸在我们国家的运用。我希望我们国家更多的公民和世界人民都享有对健康有益的技术,让这种疗法能够带给大家健康。"

1993年,印尼总统瓦希德的夫人因车祸导致第6—第7颈椎受伤,导致瘫痪。1999年底,瓦希德总统夫妇来华访问时,同时邀请中国针灸医生为她治疗。由于患病时间已经长达6年,中国组成优秀的专家组为其细心诊治,结果,一个疗程就有好转,她的脚可以平放了,其他功能也有所恢复。经过持续治疗后,双下肢都得到恢复,在接见外宾时,站立已没什么问题。不久后在印尼国庆庆典上,人们看到,总统夫人在奏国歌时与大家同时起立,并一直站立着。

南美洲还有一位总统与针灸有很深的缘分,那就是墨西哥前总统洛佩斯·波蒂略先生。1995年,针灸医师张大千先生到墨西哥城开设了中医针灸门诊,很快以出色的疗效闻名。消息传到患中风正瘫痪在床的前总统波蒂略的家中,引起全家的兴趣和关注。总统家属打电话邀请中国医生上门出诊。张大千医生根据病情决定使用针灸疗法并辅以口服中成药。为了说服总统及其夫人通力配合针灸疗法,他花了不少口舌,才能让对此完全不了解的病人和家属接受。经治疗一周后,奇迹就发生了,病人讲话清晰了,歪斜的嘴、眼的位置复原了。11天后,病人的两条腿有了知觉,能够缓缓抬动了。3周后,可以不用人搀扶下床自己慢慢走动了。其间,总统私人医生和护士帮他进行体能恢复训练。一个月后,波蒂略先生已经如鱼儿一般在自家的游泳池内欢快地畅游了。这让中国针灸名扬全墨西哥。

## 针灸被世界接纳

在美国,针灸医师继续延续"神奇"。

有一位叫田小明的针灸医生,1986年创建华盛顿中医针灸治疗中心,他曾用中医治愈参议员丹尼斯·迪康西尼的颈部神经炎。迪康西尼来就诊时,甚至无法低头,右手也不能写字。经过田小明医生5次针灸治疗,他的手、头都可以行动自如了。田小明后来还陆续治愈了美国不少主流社会人士,也使中医针灸受到更多重视。1997年，美国食品药品监督管理局（FDA）正式批准针灸作为补充医疗手段用于临床治疗，针灸用针作为Ⅱ类医疗器械产品进行管理。自此，针灸师在美国数十个州可以公开行医。2000年12月，时任总统克林顿任命田小明医生为白宫补充替代医学医政委员会委员。目前美国有40个州和华盛顿特区立法承认针灸，准予办理执照或注册登记。对针灸已经立法的州，一些保险公司将针灸部分纳入保险计划，对雇主出资的医疗保险调查报告显示，从1998年到2000年，针灸保险由12%上升到17%。

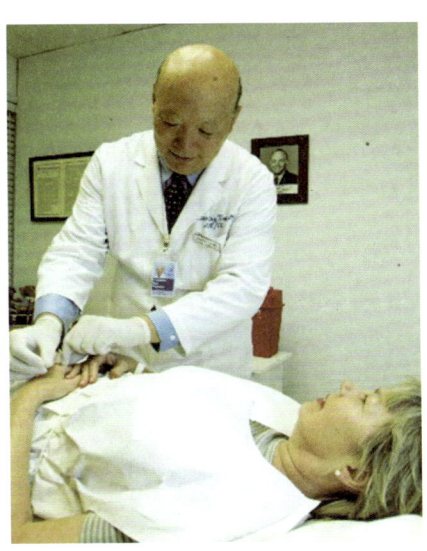

图15　田小明医生在进行针灸治疗

在欧洲，1985年法国卫生部成立了针灸专门委员会，1987年法国医学界表示赞同针刺术及其管理措施，中医药被法国医学会确认为正统医学的一部分，患者可为此获取医疗保险。德国的针灸治疗医疗费用，可由国家医疗保险公司或私人医疗保险公司部分支付。瑞士联邦政府承认针灸在瑞士的合法性，并从1999年起从医疗保险费中报销。英国政府于2004年成立了英国中医管理委员会，并积极地促进针灸和传统医药的立法工作。在欧洲其他国家，如奥地利、意大利、荷兰、丹麦、比利时、俄罗斯，针灸已获得官方的认可。2000年澳大利亚维多利亚省实现了中医合法化。在亚洲，针灸已在泰国、新加坡、印度尼西亚、韩国等取得合法地位。在非洲，南非政府于2002年正式颁布了"南非联合健康专业委员会管理条例"，将中医及针灸列入10个可从事的医学专业之一，确立了中医及针灸行医的法律地位。其他国家如加纳、津巴布韦、纳米比亚、毛里求斯等都将中医针灸纳入传统医药管理部门。

## 世界针灸标准"中国制造"

由于世界各国研究和从事针灸的人越来越多，为了方便交流，在中国牵头和世界卫生组织的指导下，1987年11月在中国北京成立世界针灸联合会，该组织在促进世界针灸界之间的了解与合作，加强国际间的学术交流，确立针灸医学在世界卫生工作中的重要地位，以及针灸为人类健康服务等方面，做了许多卓有成效的工作。

其中一个重要的工作是推动制定针灸经络穴位的世界标准。因为随着各国针灸的开展，大家对古籍记载的依据不一，经验也有不同，对一些穴位的认识可能略有差异，需要进行统一以便交流。自20世纪80年代以来，中国已颁布了三部针灸国家标准：《针灸针》、《腧穴名称与定位》、《耳穴名称和部位》。而为了与各国相统一，近年来，世界卫生组织西太平洋区域办事处与一些会员国合作开展针灸穴位标准化的工作。2003年召开了由中国、日本和韩国专家参与的首次会议。随着工作的进展，澳大利亚、蒙古、新加坡、美国、英国和越南等国的更多专家受邀参与标准化工作。

关于这项研究，还有一个插曲。在研究成果出来之际，韩国韩医协会率先发表消息，称世界卫生组织制定的针灸穴位的国际标准没有选择中国和日本的针灸穴位位置作为标准，而是选择了韩国标准。此消息激起千层浪，随后世界卫生组织公开发表声明，称标准的制定没有任何倾向性。事实上，在世界卫生组织西太区扩大会议上通过的国际标准《针灸经穴定位》的361个穴位中，在讨论的最后阶段，中日韩三个国家在355个穴位上达成完全一致，剩下的6个不统一的穴位，有5个通过投票也采纳了中国的方案。只有水沟穴的定位将日本、韩国的定位列为第一方案，中国的定位列为第二方案。此外，以水沟穴定位为基准的禾髎穴的定位，中国方案也列为第二方案。因此总共有359个穴位的定位与中国现行的国家标准相同。在针灸穴位的国际标准制定工作中，中国起了决定性的作用。这说明，作为经络穴位理论的发源地，中国对世界针灸的发展起着最重要的作用。

就这样，经过两千多年的曲折发展，针灸来到了今天，来到了你我的面前。

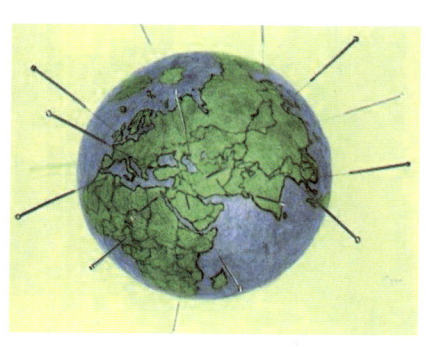

图16　源于中国的针灸现已传遍全球

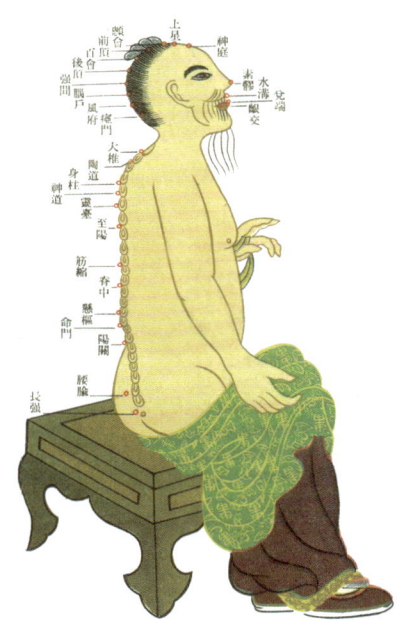

# 2 神奇又神秘的经络

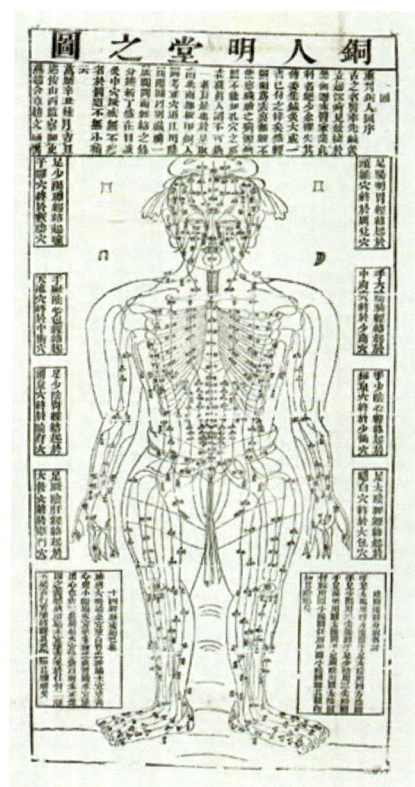

图17 古代明堂图绘示的经络，是人体特殊的通道

"针灸热"虽然风行世界，但是也有局限，那就是针灸在大多数国家是作为"补充"或"替代"医学存在的，也就是不属于主流医学。在国外，主流医学当然是西医，根植于中国传统文化的中医与针灸，其理论对于绝大多数外国人来说还是"天书"，无法看懂，更别提接纳了。

对于针灸来说，其理论更是"天书"中的"天书"。因为针灸医学最核心的理论是经络理论。可是，经络是什么，恰恰是世界科学的一大未解之谜。按照中医学理论，经络是人体运行气血的通道，联系脏腑和体表、循行于周身，但是在现代医学的解剖下，只能找到血管、神经和淋巴等线路，就是找不到那些被称为"经络"的东西！也正是因为如此，经络学说一度被认为是不科学的、不存在的。

不过，在针灸疗效的事实面前，现代科学家也不得不承认，中国古老的理论是有道理的，经络和穴位是存在的。那么，中医针灸所依赖的经络和穴位，到底是怎么回事呢？

##  经络与穴位

首先，我们来了解一下中医经络学说的体系。

其实，20世纪七八十年代以来流行的武侠小说，已经为人们普及了不少经络的知识。读过武侠小说的人们大都曾听说过十二经络、奇经八脉这样的名词，那就是中医经络理论的主要内容。

经络是经脉和络脉的统称。那么，"脉"又是什么呢？ 通俗点理解就是血管，即运输血液的管道，现代医学也是这么运用这个字的，例如动脉、静脉，指的都是血管。但是，在中医学看来，"脉"除了血管外，还包含了另外一种通道，即经络。中医学认为，除了血之外，人体中还有其他精微成分，如"气"、"精"、"津"、"液"等，它们更主要地通过经络通道在全身运输传送。这些通道中那些比较粗一点的属于主干的就称作"经脉"，那些比较细一点又属于分支部分的就称作"络脉"。 经脉又分正经、奇经、经别、经筋等，络脉又分络脉、孙络、浮络等。经脉和络脉在人体内互相贯通、纵横交错、内联脏腑、外接皮肤，将整个人体联成一个有机的整体。

整个经络系统的构成如下图所示：

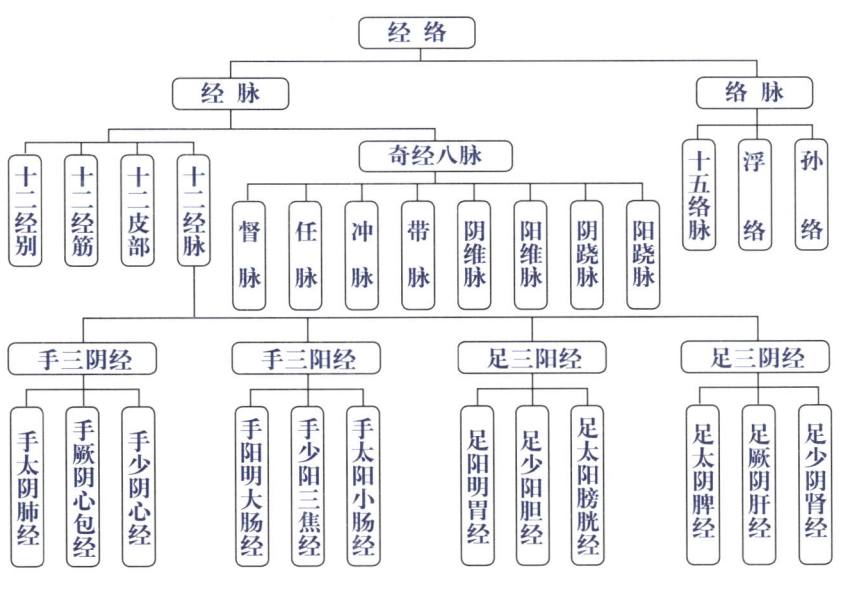

图18　人体经络系统结构

整个经络系统中，最重要的十二经脉和奇经八脉，其他部分都是它们的补充。因此中医学中，无论是理论还是临床，最关注的也是这两部分。

## 十二经脉

经络系统中，十二经脉是最重要的。它们分别是手太阴肺经、手厥阴心包经、手少阴心经、手阳明大肠经、手少阳三焦经、手太阳小肠经、足太阴脾经、足厥阴肝经、足少阴肾经、足阳明胃经、足少阳胆经、足太阳膀胱经。大家发现这

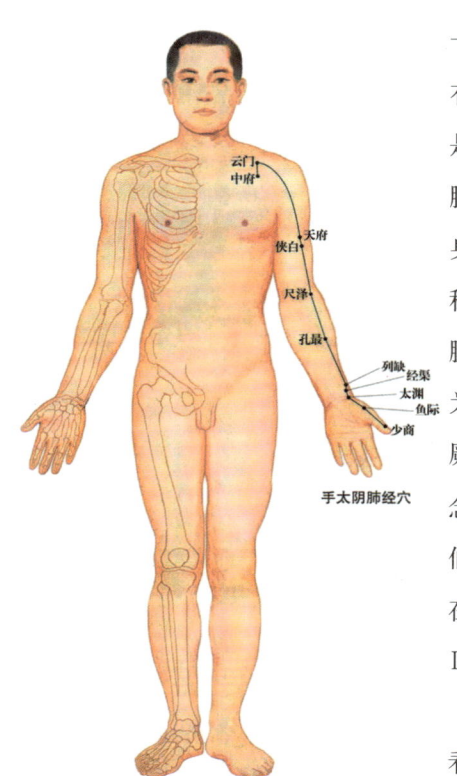

十二条经脉的名字有个统一的规律。都包含有手或足、脏或腑、阴或阳这几个要素。这是因为每一条经脉都连接着一个特定的脏或腑，故就以所连接的脏或腑命名；它循行到身体外周时又都经过手臂或腿脚，经过手的称手经，经过脚的叫足经。人体以脏为阴，腑为阳，与脏相连的为阴经，与腑相连的称为阳经。太阳、阳明、少阳、太阴、少阴、厥阴等，则是古代表示阳、阴不同程度的概念。不是专业人士也不必细推究，姑且把它们理解成一种表示顺序的名称即可，就像现在的"1、2、3、4、5"或"A、B、C、D、E"之类。

我们各选一条手经和足经为例，可以看看十二经脉循行的特点。

图19　手太阴肺经循行图

| | 阴经（属脏） | 阳经（属腑） | 循行部位（阴经行内侧，阳经行外侧） | |
|---|---|---|---|---|
| 手 | 太阴肺经 | 阳明大肠经 | 上肢 | 前缘 |
| | 厥阴心包经 | 少阳三焦经 | | 中线 |
| | 少阴心经 | 太阳小肠经 | | 后缘 |
| 足 | 太阴脾经 | 阳明胃经 | 下肢 | 前缘 |
| | 厥阴肝经 | 少阳胆经 | | 中线 |
| | 少阴肾经 | 太阳膀胱经 | | 后缘 |

例如手太阴肺经，按照名称，它主要循行于手和躯干部。它的体表循行线路是这样的：起于胸外侧（中府穴），沿上肢内侧前缘行进，止于拇指桡侧端（少商穴）。

这条经脉以肺为名，发于胸中，因此，它可以反映肺脏的功能与病变。运用于临床中，一种情况是，当肺脏有病的时候，例如咳嗽、气喘、肺胀（肺气肿）等疾病，可以通过针灸刺激这条经络上的穴位来治疗。另一种情况是，在经脉沿线的部位出现病痛时，例如肩背痛、掌中热等症状，可以通过药物调理肺脏的功能来治疗。

又如足阳明胃经，按照它的名称，它主要循行于下肢加上躯干和头部。

这条经脉的体表路线，起于眼眶下缘（承泣穴），到达嘴角，沿耳前上行到前额角（头维），再至下颌角前，由大迎前下行，沿着颈前外侧进入缺盆，从胸前正中线旁开4寸下行，至腹正中线旁开2寸继续下行，到达下肢外侧前缘，止于第二趾外侧端（厉兑穴），另外还从足背分出一条支线至大趾内侧端交脾经。它的意义也和肺经一样，既可以通过刺激经络沿线的穴位来治疗相联系的脏器如脾胃的疾病，也可以通过调理脏腑功能来治疗经络循行部位的病痛。

通过这两个例子，我们大致上认识了十二经络的一些特点。简单来说，它就是一条条将人体内脏和体表相联系起来的通路。这十二经络连同相附属的经筋、皮部等组织，基本上覆盖了体内体外。而且十二经脉是连在一起的，逐经相传，构成了一个周而复始、如环无端的传注系统。气血在经脉中流动的次序是：从手太阴肺经开始，依次传至手阳明大肠经，足阳明胃经，足太阴脾经，手少阴心经，手太阳小肠经，足太阳膀胱经，足少阴肾经，手厥阴心包经，手少阳三焦经，足少阳胆经，足厥阴肝经，再回到手太阴肺经。通过十二条经脉，人体的内外上下被连接成一个整体，给人体的生命活动提供能量和信息的气血通过经脉即可内至脏腑，外达肌表，营运全身。

## 奇经八脉

在奇经八脉中，人们最熟悉的恐怕是任脉和督脉。很多武侠小说上屡屡提到练功夫要"打通任督二脉"，这是怎么回事呢？

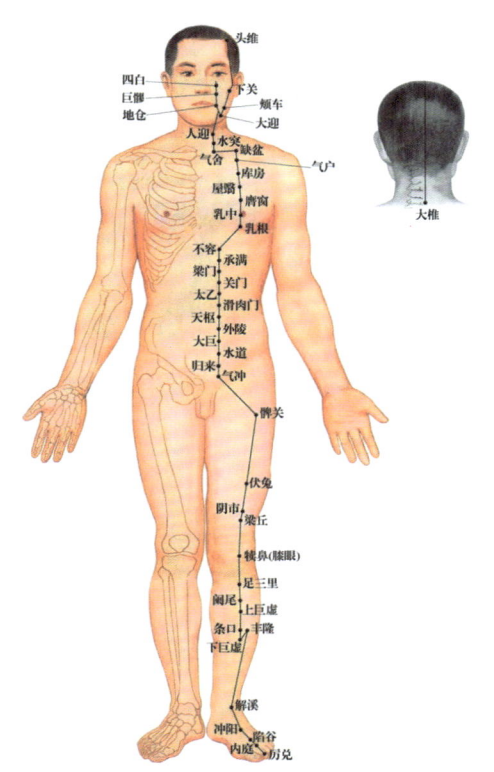

图20　足阳明胃经循行图

首先，什么是奇经？奇就是特别，也就是说人体内还有一些经脉是不按十二经脉那样的规则来命名的，它们不直接隶属于十二脏腑，也无表里配偶关系，甚至有的还没有所属的腧穴，但是它们也起着统率、联络和调节全身气血盛衰的作用。

人们知道针灸治疗一般是在腧穴上实施的。奇经八脉中有的没有腧穴，那么在治疗上的意义就没那么大了。但奇经八脉中的任脉和督脉则有自己所属的腧穴，而且循行在比较重要的人体躯干正中线上，所以它们受到特别的重视就不奇怪了。

任脉，循行于躯干前面正中线上，起于会阴部之间的会阴穴，上行于腹、胸、颈前正中，止于颏唇沟中点的承浆穴。由于它一路经过的地方涉及到多个内脏器官，所以它的生理和病理上与各个脏腑都有一定影响。而它经过的部位涉及生殖器和腹部，所以也与疝气、带下、腹中结块以及妊娠有关。

督脉分布在人体后背正中，起于尾骨尖下长强穴，沿腰背项部正中上行至巅顶，从前额正中下行，经鼻柱和人中沟，止于上唇系带与齿龈相接处的龈交穴。由于它经过部位为生殖器、脊柱和头顶等，所以这些部位的疾病往往可以从督脉

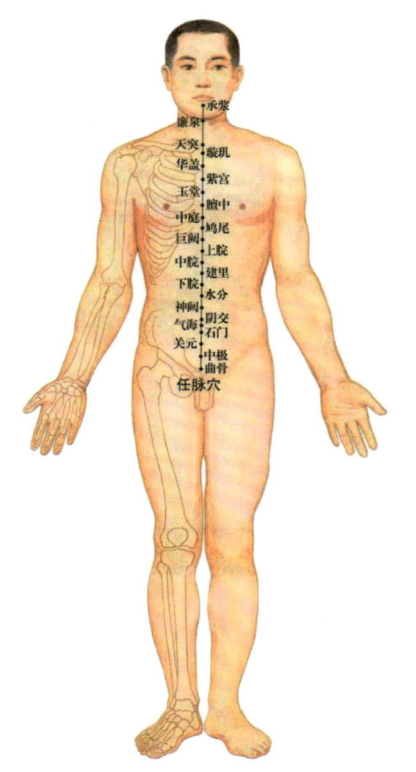

图21　任脉循行图

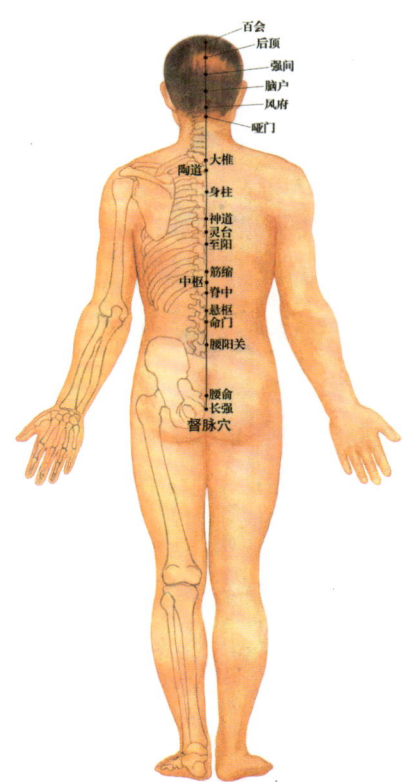

图22　督脉循行图

论治，像脊柱强痛、神志障碍等。

那么"打通任督二脉"又是怎么一回事呢？这其实是气功学上的一个概念。细心的读者或许已经注意到，督脉止于上唇，任脉则止于下唇下面的承浆穴，两者并不衔接。气功学上认为真气应该衔接和贯通，才能产生积极的锻炼效果，所以在练气功时要求将舌尖上翘，顶着上唇，这样就可以将任脉和督脉连起来了。另外，督脉上还有三个地方是真气比较难贯通的，分别是尾闾穴、夹脊穴和玉枕穴，真气要足够充盛才能自下而上贯通这"三关"，从而到达前面与任脉相接，这就是"打通任督二脉"了。

## "点穴"武功是真的吗

武侠小说中经常出现的招法之一是"点穴"，我们也提到经络上面有各种不同名称的腧穴，这些"穴"是什么呢？真的存在"葵花点穴手"那样一点人就动不了，或者"笑腰穴"一点人就会狂笑不止这样的事情吗？

我们说，经络是运行气血、联络人体内外的通道。人们在实践中发现，这些通道上有一些点是特别敏感的或者反应特别强的，这就是所谓的"穴位"，正式的学名叫腧穴。如果说经络就像一条通往脏腑目的地的公共汽车线路的话，穴位就是中间的站点。

不同的经络上腧穴的数量不同。按照我国的针灸穴位标准，人体共有361个穴位，另外有还有48个经外奇穴，就是对刺激反应也很明显，但是不在任何一条经脉线上的腧穴。

正因为腧穴比经络的其他位置更敏感，按压或针刺这些穴位会有较明显的酸胀感觉，并且会对整条经脉及其连接的脏腑产生影响。这就是针灸发挥医疗作用的关键所在。

当然，在这些穴位中并没有什么"笑腰穴"，也不存在什么"定身"的点穴法，这些说法都是文学家从针灸治疗刺激穴位的作法中引申出来的夸张想像。

尽管不存在什么神奇的点穴武功，但穴位在医疗上的作用却是实实在在的。我们掌握一些常见穴位，平时进行保健按压或在有急病时进行自救和治疗是很有意义的。

腧穴的位置都是相对固定的。我们首先要掌握一些取穴的方法。有些穴位靠近体表比较明显的骨节，可以采用"骨度分寸法"，例如以骨节为标志，将两骨间的长度折量为一定的分寸用以确定穴位；有的穴位靠近一些比较明显的体表解剖标志，可以用解剖标志定位法，例如可以按距离足内踝、外踝等明显标志的尺寸来取穴；有些穴位位置特别，可以采用简便定位法，如立正姿势，两臂自然下垂，中指端在下肢所触及处即为胆经的风市穴。

这里提到取穴中的尺寸，主要是指"寸"，要注意的是，千万不要用生活中尺子上的"寸"来量，这里指的是针灸学上特有的"同身寸"。同身法，是指依据患者本人手指为尺寸折量标准来量取腧穴的定位方法。这些取穴法，在今天看来是何等的奇妙！它利用了人体天然的比例协调特性，完全避免了固定尺子因为人的高低肥瘦不同而导致的度量误差。我们的祖先就是以这样创造性的灵活思维，来合理地发展应用技术的。

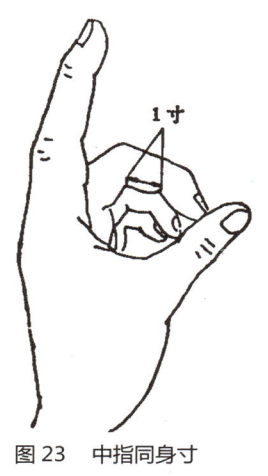

图 23　中指同身寸

## 藏在经络中的秘密

了解经络并不仅仅是记住上面那些循行路线、腧穴位置那么简单，还要了解经络里面包含着的中医学原理。下面，我们就来看看其中的奥秘。

### 气行经络多变化

经络是一条通路，那么在这个通路里是什么在运行呢？答案是"气"。

"气"是中医里面非常重要的概念。中医认为，人体是由"气"所构成的，它虽然看不到，但又无处不在。这并不是说"气"相当于现代所说的分子、原子什么的，分子、原子肉眼虽然看不见，在精尖的仪器下还是能够检测到，而"气"，人们无论用高倍放大镜还是显微镜都看不到。

那么"气"到底是什么？其实人们也不陌生。例如有人非常自信，人们会说他"真神气"；如果有人精神不振，人们就说他"灰心丧气"。所以，"气"能够通过人的外在表现出来。简单地说，"气"是构成人体及维持生命活力的最根本、最细微的物质，是人的活力、功能的总的基础。

"气"虽然看不到,但是可以感觉到,这就是中医理论的独特之处。它打破了人们拘泥于有形事物的常规思维,而去把握人体状态的最根本特点,所以"气"又叫"元气"。对于健康状况好、活力强的人,中医形容他"元气充足";反之则称为"元气不足"。怎么知道元气足不足呢?不是用仪器到人体里面去找"元气"来数一数,而是在外面就可以通过人的活动状态与正常相比来判断。比方说,有的人稍做运动就气喘吁吁,大汗淋漓,而有的人却气定神闲,像没运动一样,这就反映了人体气足不足的差异。

上面说的是总体上的"气"的概念。为了更细致地诊断和治疗疾病,医生还要就不同部位的功能状况做判断,也就是说要诊断具体某一部位的"气"是否充足,例如要对心、肝、脾、肺、肾五脏做出判断,也就有了心气、脾气、肺气等医学名词。

在中医学中,对人体是从整体观念来认识的。人体有五脏六腑,每一脏都联系着相应的肢体、五官、骨肉等外周组织和器官,也就是说,那些内脏的功能是可以体现到它所联系的组织或器官上的。像脾,

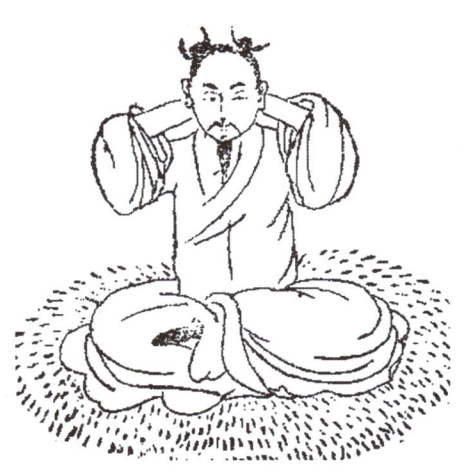

图24　传统养生注重通过导引术来养"气"

它的功能可以反映在嘴唇的色泽上。相距这么远的体内外两个部位是怎么联系起来的呢?就是通过经络,因为足太阴脾经连挟咽部两旁上行,系舌根,分散于舌下,那么脾脏的"气"就通过这条经络输布到嘴唇周围了。反过来,在进行针灸治疗时,我们刺激体表不同的穴位,也是通过激发经络中的"气"(称为经气),将调节的信息输入到相应的内脏,从而引起人体功能的调整变化,起到治疗作用。

可见,经络理论在中医学术体系中起着非常重要的作用。而它的作用基础,是中医学最核心的概念——"气"学说。这是中国传统哲学"气一元论"在医学中的体现,与西方科学中的"原子论"在思维上是截然不同的。这也难怪外国人学习针灸,脑筋上要转一个很大的弯才能明白。

## 阴阳表里互参合

经气将内脏与体表,也将不同内脏之间、不同体表部位之间沟通起来了。可是,

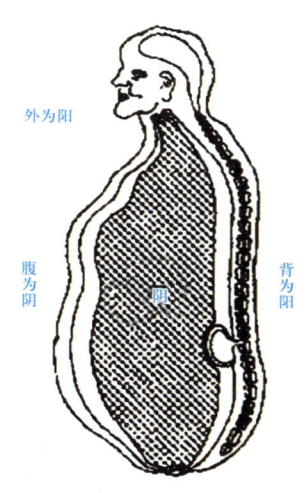

图 25　根据阴阳学说，人体各部分均可分阴阳

它的连络作用还不止这么简单。实际上经络在人体中起到的连络作用是非常全面的，它的复杂性，用立体交叉桥来比喻远远不够，用现代复杂的芯片电路来相比可以说也不过分。

例如，我们说脾脏的气输布于脾经，那么是否脾经的经气只能反映脾脏功能，在治疗上也只能作用于脾脏呢？并非如此。人体的脏腑、经络还有着多方面的联系，借助这些联系，某条经络上的穴位有可能影响多个脏腑，治疗多种疾病。

在这方面，我们只介绍最简单的阴阳和表里关系，读者就可以感受到中医理论的丰富和深刻了。

前面提到，每条经络名称里都有一个"阴"或"阳"的字样。阴阳，也是中医学里最重要的概念之一。而它的思维，也极大地区别于西方的分析思维。中国的先人们在对大自然日月阴晴的观察中，总结出了阴阳的概念。在人体的五脏六腑中，五脏心、肝、脾、肺、肾加以心包深藏体内，属于阴，而六腑胃、胆、大肠、小肠、膀胱、三焦虽然也处于体内，但通过各种消化和分泌活动与外界相通，所以属于阳。因此，与脏相络属的经络就都属于阴经，从腑相络属的经络就都属于阳经。与此相对应，阴经在人体四肢的循行上，主要都在内侧；阳经在四肢循行偏于外侧（外为阳，内为阴）。这样，经络在体表的循行路线以及它影响的部位就有规律可循了。假如更细分的话，阴还可分为太阴、厥阴和少阴，阳还可分为太阳、阳明和少阳，它们代表着阴和阳更深入的层次，同样也可以在体表的部位表现出来。

由于阴经都属于阴，在同一肢体段的循行部分相近，在治疗上取穴有时可以交叉取用，互相影响。阳经也一样。那么阴经和阳经能不能互相影响呢？在中医的脏腑理论里，脏和腑还有一种表里关系，例如心与小肠相表里，肺与大肠相表里，肾与膀胱相表里，脾与胃相表里，肝与胆相表里，那么，心经与小肠经等也就形成了表里关系，在有些疾病的治疗中，心经的病变也可以通过取小肠经的穴位来辅助论治。

除了阴阳表里相互影响，还有五脏配属五行的生克影响，不同脏腑共同关联的生理功能带来的影响等，可以说相当丰富和复杂，中医的整体观念和辨证论治就是在这样的多重联系中体现出来的。

## 时间流注需讲究

经络中的经气流布，虽然是无时不在遍布周身的，但按照中医"天人相应"的理论，不同的经络有不同的气血旺盛时间点。传统文化将一天分成十二个时辰，用十二地支（子、丑、寅、卯、辰、巳、午、未、申、酉、戌、亥）来代表，不同的时辰对应不同的经络，某个时辰是某经络最旺的时刻，对人体的生理、病理会起到直接的影响。针刺结合时辰配穴的子午流注对临床有重要的指导意义。

十二经络是按一定的顺序相连接的，气血按这个顺序在其中流转。其顺序为：肺→大肠→胃→脾→心→小肠→膀胱→肾→心包→三焦→胆→肝。

子午流注的歌诀是这样的：寅时气血注于肺，卯时大肠辰时胃，巳脾午心未小肠，膀胱申注酉肾注，戌时包络亥三焦，子胆丑肝各定位。

手太阴肺经旺于寅时（3点到5点）。中医说"肺朝百脉"。寅时，人仍在熟睡中，肺则不断将新鲜血液送往全身，使人在清晨面色红润，精力充沛。若有肺病者，则在寅时反应最为强烈，经常剧咳或哮喘而醒。

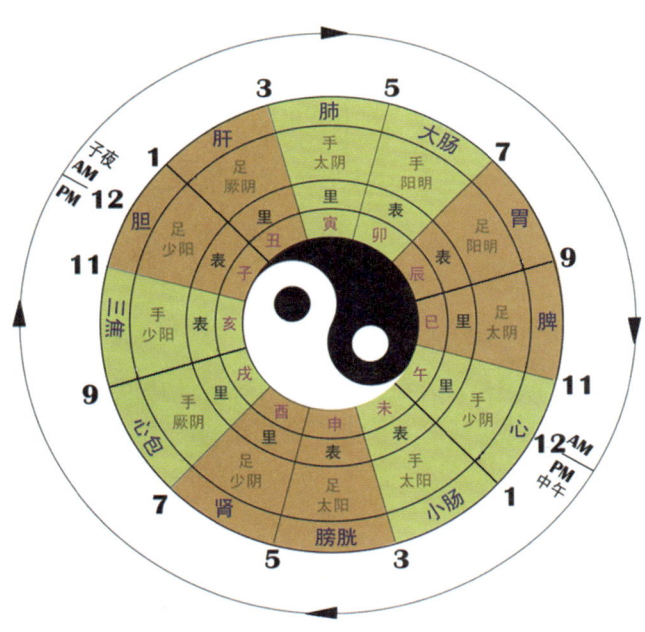

图 26　子午流注示意图

手阳明大肠经旺于卯时（5点到7点）。此时大肠蠕动，将一天的毒素和渣滓向下排泄，因此清晨起床后排大便是一个好习惯。

足阳明胃经旺于辰时（7点到9点）。此时吃好早餐，容易消化，吸收也最好。

足太阴脾经旺于巳时（9点到11点）。脾主消化、吸收、排泄，将胃所吸纳的食物精华输布周身，使人在上午精力充沛。

手少阴心经旺于午时（11点到13点）。心为精神主宰，午时小睡，对于养心大有好处，使人在下午至晚上保持精力。

手太阳小肠经旺于未时（13点到15点）。小肠的功能是分别清浊，把水液归于膀胱，将糟粕送入大肠，将精华上输于脾。下午多饮水有助于小肠功能的正常。

足太阳膀胱经旺于申时（15点到17点）。膀胱贮藏水液和津液，通过将水液排出体外维持人体水液平衡。

足少阴肾经旺于酉时（17点到19点）。肾为先天之本，赖后天以充养。晚餐进食不宜过于肥腻，以免妨碍消化。

手厥阴心包经旺于戌时（19点到21点）。心包是心的保护组织，又是气血通道。此时可进行一些轻松愉快的娱乐活动，保持心情舒畅。

手少阳三焦经旺于亥时（21点到23点）。三焦是六腑中最大的腑，具有主持诸气，疏通水道的作用。人在亥时睡眠，全身可得到较好的休养生息。

足少阳胆经旺于子时（23点到1点）。人在子时前入眠，胆的代谢正常，有助于安眠入睡，恢复精力。

足厥阴肝经旺于丑时（1点到3点）。中医理论认为"肝藏血"，"人卧则血归于肝"。丑时应已安睡，使血液藏于肝脏，完成新陈代谢。

这种子午流注的学说，深刻体现了人体与自然相呼应的理念。而掌握不同时辰的经脉兴盛，对养生和治疗的取穴也很有帮助。

## 腧穴特性差别大

经络因与脏腑络属和循行部位等的不同而各有特点，而每一条经络上的穴位，它的作用和意义也是不同的。临床治疗选择穴位，除了考虑所属经络和脏腑、所在部位之外，腧穴的特定意义也是重要的考虑因素。

例如，十二经络中各有"原穴"。"原"含有本原、原气之意，原气是人体生命活动的原动力，为十二经脉维持正常生理功能之根本。原穴是脏腑原气经过和留止的部位，可以说是这条经络上最重要的一个穴位。

原穴一般分布在十二经脉腕、踝关节附近部位。中医理论认为，原气源于肾间

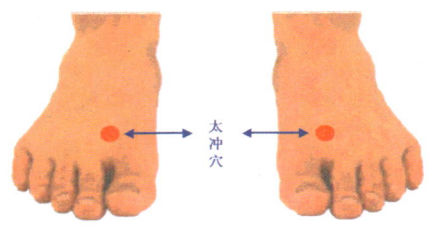

图27　肝经的原穴——太冲穴

动气，是人体生命活动的原动力，通过三焦运行于五脏六腑，通达头身四肢，是十二经脉维持正常生理功能的根本。因此脏腑发生疾病时，就会反映到相应的原穴上来，通过原穴的各种异常变化，又可推知脏腑的盛衰。在临床上，针刺原穴能使三焦原气通达，调节脏腑经络功能，从而发挥其维护正气、抗御病邪的作用。

十二经的原穴分别是：胆经——丘墟；肝经——太冲；小肠经——腕骨；心经——神门；胃经——冲阳；脾经——太白；大肠经——合谷；肺经——太渊；膀胱经——京骨；肾经——太溪；三焦经——阳池；心包络——大陵。

由于原穴最能反映和调节相应脏腑功能，所以《黄帝内经》说："五脏有疾，当取之十二原。"

类似地，经络中还有一些特定意义的穴位，如各条经络均有井、荥、输、经、合。也就是说，每条经络上各有5个穴位担负着特定的作用，十二条经络就有60个腧穴。每条经络上的这5个穴位与五行学说相配合，中医经典《难经·六十四难》

|  | 井 | 荥 | 输 | 经 | 合 |
|---|---|---|---|---|---|
| 手太阴经肺经 | 少商（木） | 鱼际（火） | 太渊（土） | 经渠（金） | 尺泽（水） |
| 足阳明胃经 | 厉兑（金） | 内庭（水） | 陷谷（木） | 解溪（火） | 足三里（土） |

中说："阴井木，阳井金；阴荥火，阳荥水；阴俞土，阳俞木；阴经金，阳经火；阴合水，阳合土。"也就是说阴经和阳经的腧穴与五行配法不同。我们举两个例子：

腧穴与五行相配有什么意义呢？这在子午流注或时辰取穴法中要用到，或者有一种子母配穴法也要用到。例如中医经典《难经·七十四难》说，春天病注意

|  | 木 | 火 | 土 | 金 | 水 |
|---|---|---|---|---|---|
| 五季 | 春 | 夏 | 长夏 | 秋 | 冬 |
| 五脏 | 肝 | 心 | 脾 | 肺 | 肾 |

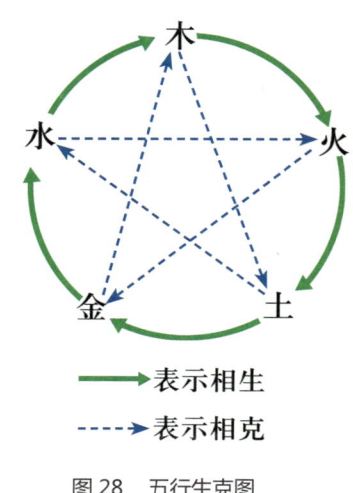

图 28　五行生克图

刺井穴，因为春天属木，五脏的经络中井穴也属木；类似地夏天注意刺荥穴，长夏刺输穴，秋天刺经穴，冬天刺合穴。

而子母配穴法，还利用上了五行相生相克的原理。《难经·六十九难》提出了"虚则补其母，实则泻其子"的治则。例如前面肺经中，肺本身属金，虚则补其母，即土生金，要补属土的太渊穴；实则泻其子，金生水，要泻属水的尺泽穴。

由此可见，中医的经络理论应是何等深奥，并与传统文化息息相关。为了探寻中医经络理论的奥秘，现代科学进行了大量的研究，例如组织学家对穴位进行了组织学切片观察，生理学工作者进行了神经传导测试、物理学家用各种声、光、电磁探测手段。这些研究手段都获得了一定的成果，但合起来仍然未能完整地拼合好中医经络理论的拼图。例如，有人怀疑经络是不是神经？神经系统作为人类感觉的基础，经络现象与它肯定有一定关系，但经络的走向与神经分布完全不同，针刺穴位的反应也完全不同于刺激神经的反应。其他的观点也往往是这样，都能印证经络现象的某些方面，但都未能触及经络的本质，看到经络的全貌。至于经络腧穴的时间特性、表里关系和配合作用等机制，要揭示其奥秘还任重道远。所以，我们还是要系统掌握中医的传统经络理论，在实践中进一步印证和发展针灸医学。

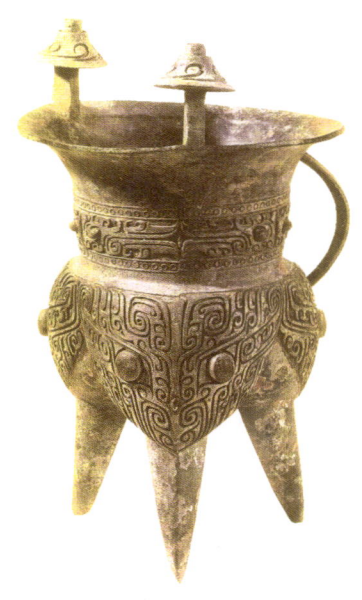

# 3 扎一扎，治大病

## ——神奇的针刺疗法

一般人都认为"针灸"是一个东西。前面我们讲过，其实"针灸"是两种东西，一为"针"，一为"灸"。本章先说"针"。

"针灸"的"针"，是通过针刺人体的经络穴位来治疗疾病的一种治疗方法。一根细细小小的针，真的能治大病吗？里面到底有什么奥秘呢？

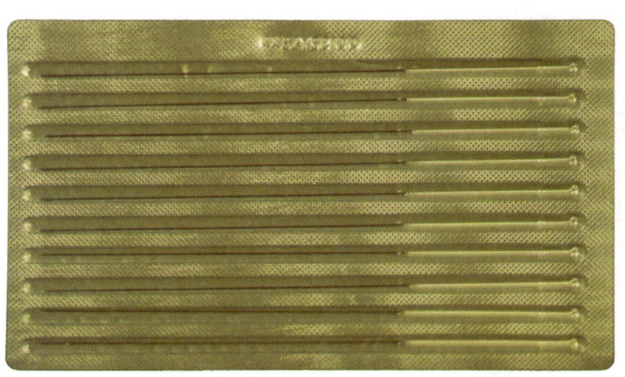

图29　小小银针，能治各种疑难杂病

## 不带药的"针"咋治病

要了解神奇的"针"疗法，就先来了解这支独特的针。

### 针的大家族

如前文所述，针的前身是砭石。直到夏、商、周时代，人类发明冶金术后，才出现了金属针具。金属针具的出现大大推动了针刺法的发展。现存最早的中医古籍，也是中医学理论的奠基文献《黄帝内经》中记载的针刺疗法的工具是"九针"，而"九针"都是金属针具。

"九针"顾名思义即是九种不同形状的金属针具。每一种形状都各自具有不同的治疗用途。由此可以看出，到战国时期（《黄帝内经》成书时期）不仅金属针已基本取代了砭石，而且金属针的使用已经非常成熟。

九针制造很精巧，具体包括以下9种针具：

1．镵（chan，音缠）针：针头大，针尖锐利，除去末端一分尖锐外，有1.5寸的针柄，共长1.6寸。镵针形状像一支袖珍的矛，主要用来刺人体浅表部位，治疗皮肤疾患。

2．**圆针**：针身为圆柱形，针尖椭圆如卵，不锐利，长1.6寸。圆针不会刺入皮肉中，主要用在体外点压、按摩，适应治疗肌肉的病症。

3．**锟针**：针身较大，针尖圆而微尖，也不锐利，长3.5寸。锟针像大号的圆针，作用也和圆针差不多，不刺入皮肤，而在体外按摩经脉，用于流通气血，治疗血脉的病症。

4．**锋针**：针身为圆柱形，针锋锐利，三面有锋棱，长1.6寸。锋针主要做刺络放血之用，治疗痈疡痹证等疾患。

5．**铍针**：针身模仿宝剑的形状制成，整体形状像一柄微型的宝剑，针尖也如剑锋般锐利，阔2.5分，长4寸。主要用来切割皮肤，为痈肿排脓。其作用不像是针，倒更像现在的手术刀。

6．**圆利针**：针身略粗，针尖稍大，圆而且锐利，长1.6寸。可深刺入皮肉之中，主治痈证和痹证，可以治暴痛。

7．**毫针**：动物身上的细毛称作"毫"，顾名思义，毫针是一种针身很细的针，一般长3.6寸。毫针是"九针"中最细的，适于刺入各经的穴位中，可祛除邪气又可扶养正气，可治邪在经脉的疾病，也可治疗脏腑疾病，用途非常广泛。

8．**长针**：针身长7寸，针尖锋利，是"九

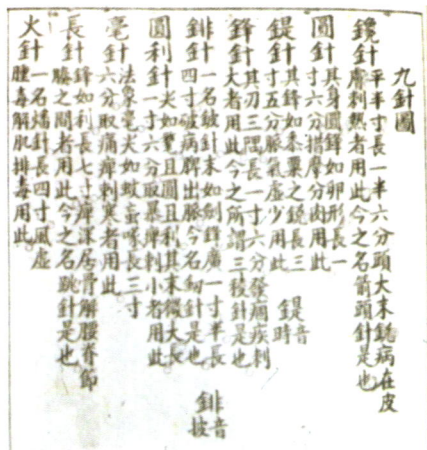

图30 《针灸大成》中的九针图

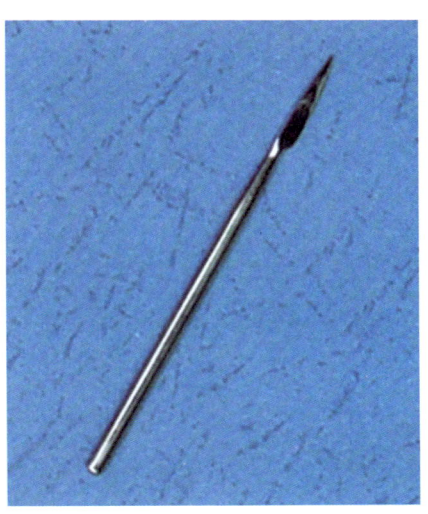

图31 九针之一的锟针

针"中最长的针。可刺入人体深处，凡在内部深层的疾患，可以取用长针。

9．**大针**：针尖形如杖，略圆，长4寸。形似锋针而比锋针长，主要用来刺入关节内，排泄关节腔内的积水积液。

九针的出现标志着针刺疗法的形成。九针在历史上被长期使用，但随着时代进步和针灸事业的发展，特别是到了近现代，九针发生了很大变化。有的针具被现代手术器械替代（如铍针），有些被改良（如镜针改良为皮肤针），有的有了新的发展，也有的被基本弃用。现今的针灸医学临床中，最常用的针具有3种：

1．**毫针**。即九针中的毫针，使用最为广泛。是一根细细的、长短不一的不锈钢针。它短的有半寸，长的可达20cm，可以用于人体的不同部分。

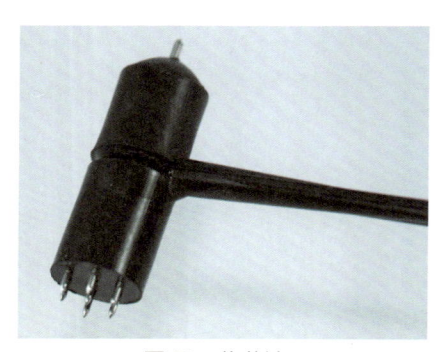

图32　梅花针

2．**皮肤针**。把多枚针镶嵌在一个小木槌上，针尖均平齐而朝外，这样当木槌槌打人体时，几枚针就会同时刺入皮肤。因几枚针的排列形状类似梅花，故皮肤针又名梅花针。

3．**三棱针**。即九针中的锋针。

针具在不断改良的过程中，它的制造材料也随着历史发展不断更新，最早是青铜针，后来还出现了铁针、金针、银针等，在历史上使用最普及的是银针。现代的针具大多采用不锈钢制成，既坚韧又不易生锈，优于其他金属，价廉物美，在临床上被广泛使用。

## 秘诀在于调经气

人们也许奇怪的是，针刺不像注射针带有药物，它只是扎进身体里停留一段时间，怎么就能治病了呢？

回顾前面的经络知识，我们已经知道，经络就好比人体内的道路交通系统，担负着沟通人体内外表里的作用，是人体内运行气血的通道，承载着庞大的运输任务。由于经络"内属于脏腑，外络于肢节"，若经络通畅，则人体气血运行正常，脏腑器官、体表肌肤以及四肢百骸均得以濡养，人体可保持最佳的运转状态，各脏腑组织和器官各司其职，保持正常的生理功能。反之，经络受阻，气血运行不畅，相应的器官得不到正常的供给，自然也就无法保持正常的生理功能，出现病理变化而产生疾病。因此经络系统有时需要疏导和管理，针刺恰好是实现有效管理调节的手段之一，在经络发生瘀阻不畅的时候，针刺的刺激就发挥出交通警察一样的职能，使瘀阻的经络恢复通畅；当人体某经络亏损，经气不足的时候，针刺刺激又像个管家一样去有效调配人体内现有的资源，帮扶"困难户"，通过针刺的补泻来调节经气的盛衰。针刺疗法具有神奇的功效，从中医传统理论的认识角度，主要体现在3方面：

### 1. 疏通经络

是针刺治疗最直接、最根本的作用。人体经络不通，则气血运行受阻，表现为疼痛、麻木、肿胀、瘀斑等症状，针刺刺激可使瘀阻的经络通畅而发挥正常的生理功能。

### 2. 扶正祛邪

是针刺治疗疾病的作用过程。中医强调"正气存内，邪不可干"，针刺刺激可扶助机体正气及祛除病邪。疾病的发生、发展及其转归过程，实质上是正邪相争的过程，正胜邪则病情得到缓解，邪胜正则病情加重，扶正祛邪既是疾病向良性方向转归的基本保证，也是针刺治疗疾病的作用过程。

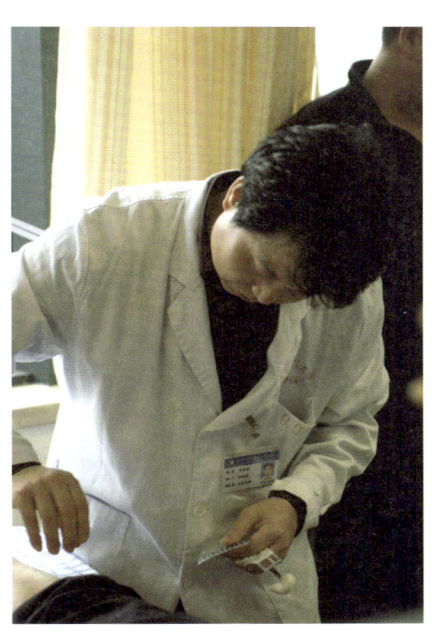

图33　医生行针调节人体功能

### 3. 调和阴阳

是针刺治疗的最终目的。针刺通过经络阴阳属性、经穴配伍和针刺手法的不同，使机体从阴阳失衡状态向平衡状态转化，如中风后出现的足内翻，从经络辨证上可确定为阳（经）缓而阴（经）急，治疗时可采用补阳经泻阴经的针刺方法，平衡阴阳。

从现代医学的角度来理解，针刺治病的功效可归纳如下：

**一是针刺的调整作用。** 这是针刺治疗内脏疾病最主要的特点。针刺与药物的区别在于药物的作用一般是单向的，而针刺却有双向调节的特点，这也是针刺治疗安全无副作用的最主要原因。如针刺内关穴，既可治疗心动过速，又可治疗心动过缓；针刺足三里，既可治疗腹泻，又可治疗便秘。针刺治疗为什么会有这样的双向调整作用呢？我们说人体是个高级的智能系统，这个系统具有高度的自控性，如身体太热了会出汗来降温，太冷了会打寒战来增加热量，所有这些均无须动用人的主观意志来实现，这些反应均是对人体有利的。而针刺的刺激就相当于是施加于人体自动控制系统的一种干预信号，它对机体所发生的影响是通过激发人体自身的调节系统来实现的。这种信号对人体干预所产生的效果既与针刺刺激输入机体的信息有关，更与机体自身原有的功能状态有关。当机体功能亢进时，通过针刺调节可抑制它；当机体功能低下时，针刺调节又可提高机体的功能状态。

**二是镇痛作用。** 这是针刺治疗各种躯体疼痛性疾病时最为显著的功效。针刺可以缓解疼痛，不论是急性损伤，还是慢性炎症或是神经压迫所致的疼痛，针灸疗效都十分明显。在临床常见的针灸适应证中，慢性疼痛患者的比例最高，这些疼痛大多数是由于非感染性炎症引起局部神经干或末梢神经受压迫所致。针灸主要通过改善血液循环，刺激机体分泌较高水平的可的松来消除炎症，同时提高内源性吗啡样物质与其他镇痛物质水平等途径发挥镇痛效应。另外，针灸可以直接刺激躯体疼痛的局部，其作用比口服后分布全身起作用的药物效果好，且没有副作用。

**三是康复作用。** 针灸对各种瘫痪的疗效是有目共睹的。不论是由周围神经损伤或疾病引起的局部瘫痪，还是中枢性原因导致的运动功能丧失，针灸都有相当程度的促进恢复功效。如临床最常见针灸治疗周围性面神经麻痹、脑中风引起的偏瘫以及多发性硬化症等。除了躯体的运动功能恢复，还有说话、听力、视力等的康复。

总之，疾病的发生机理虽然复杂，但总体可用阴阳失调来概括。阴阳保持平衡，则身体可获得健康。针灸治疗疾病的机理在于通过针灸的干预更好地激活机体的自我防御和恢复功能，从而顺应身体的需要，激活自身的能量，最终达到恢复平衡与健康的目的。

## 针须"得气"见效快

针刺入穴位中就可以治病了吗？不一定。就像我们打手机，一拨号码就能通话吗？一般来说还不行，为什么呢？因为在能有效通话之前还必须有个过程，就是先得把你的手机信号和网络信号接通，接通了才能和对方的电话连接起来，如果碰到网络繁忙，或者你的手机不在服务区、或者你的手机应欠费而被限制服务，你即使是拼命反复拨号也没用。针刺疗法也一样，要想治病，也需要一个与经络系统"接通"的过程，接不通，同样没法治病。

那么，怎么判断接通没有呢？判断手机接通没有，我们是听听筒里有没有传来"嘟嘟"的蜂鸣音。判断针有没有与经络接通，我们是感觉被针刺入的部位有没有针感，明显的针感就叫"得气"。何为"得气"？接受过针刺治疗的人肯定都知道，当毫针刺入人体时，只在刚刚刺入皮肤的一刹那有一点轻微的疼痛感，就像被蚊子叮了一下，而针进入人体后，反而不觉得痛了，任何感觉都没有，好像针根本不存在一样。这种感觉是正常的，因为痛觉神经在皮肤分布最广，因而皮肤对痛觉最敏感，肌肉中的痛觉神经不丰富，所以在肌肉内反而感觉不到疼痛。

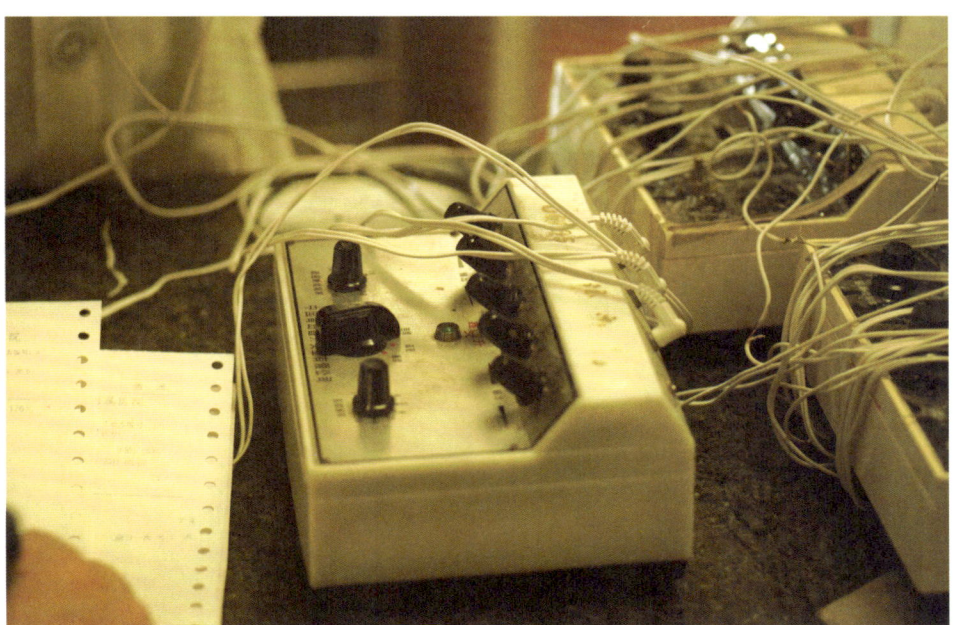

图34　电针仪。可以用微弱电流加强针刺的刺激

但是，对于针刺疗法来说，仅有这种感觉是不够的，因为这说明针没有和经络接通，没有"得气"，是无法达到治病的效果的。因此，当针进入人体后，针灸医生往往还不罢休，还要把针反反复复地提插、捻转，摆弄一阵。说来也奇怪，过一会儿，你就会感觉到被针刺到的地方有了感觉，你也很难很准确地说出是一种什么感觉，有点酸，有点麻，有点重，有点胀，反正这种感觉有些令人不舒服。这种感觉针灸专业术语叫"得气"。

"得气"的感觉有很多种，除最常见的"酸、麻、重、胀"感外，还有凉、热、痒、痛、抽搐、蚁行等感觉，有的人还会感觉到前面提到的这些感觉沿着一定的方向和部位传导和扩散，少数人会沿着经络的方向出现皮疹、红线或白线等现象。

不仅患者能感觉到"得气"，医生也能感觉到"得气"，"得气"时，医生执针的手会感到针下沉紧、涩滞或针体颤动等反应。

须说明的一点是，一般来说，"针感"越强，针刺疗法的起效相对会越快，治疗效果就越好。但这也并非绝对，因为"针感"强弱因人而异，同患者的体质敏感性也有很大关系，有些患者感觉不明显只是因为他不大敏感而已，并不意味着针没有"得气"，并不影响针灸治疗的效果。

### "烧山火"与"透天凉"

为了使患者产生针刺感应或进一步调整针感的强弱，以及使针感向某一方向扩散、传导而采取的操作方法，都叫做"行针"，也称为"运针"。最常用的手法有提插和捻转。提插就是在针刺入穴位一定深度后，医生将针轻轻拔出一点又再往深部插入，如此反复地上下纵向运动就构成了提插法。捻转法是将针刺入穴

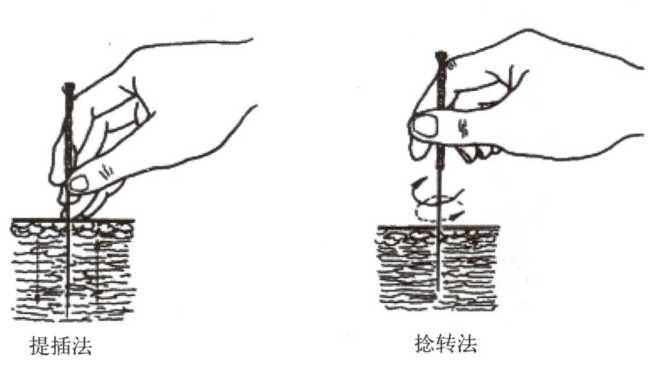

提插法　　　　　　　捻转法

图35　提插行针与捻转行针

位一定深度后,施向前向后捻转动作使针在穴位内反复前后来回旋转。施用这样的手法后,接受针刺人的局部酸、胀等感觉会更强,治疗的效果也往往更好。现代还出现了电针的方法,就是在针刺后,在每根针上接上相应电极,让微弱的电流刺激穴位,也可以起到类似"行针"的效果。

行针,可不仅仅是为了"得气"那么简单,它还能体现医生施用治疗的法则。例如补和泻。

人们知道中医对食物、药物有补泻之分,但是针刺也有补泻的区别,似乎有点令人费解。一根针扎入身体里,何来补泻之分呢?

针刺的补泻之分就在医者的不同行针手法上。就像刚才讲的提插和捻转,用不同的力度、频率,就会有或补或泻的不同效果。例如,用提插法来补泻,在针下得气后,先浅后深,重插轻提,提插幅度小、频率慢,操作时间短,以下插用力为主,这就是补法;先深后浅,轻插重提,提插幅度大、频率快,操作时间长,以上提用力为主,这就是泻法。

用捻转法补泻,针下得气后,捻转角度小、用力轻、频率慢,操作时间短,结合拇指向前、食指向后(左转用力为主)的为补法,反之捻转角度大、用力重、频率快,操作时间长,结合拇指向后、食指向前(右转用力为主)的为泻法。

手法纯熟的医生,还可以根据病情需要,施展出"烧山火"和"透天凉"的绝技,补和泻的效果更好!

"烧山火"可以让患者有灼热感,起到更好的温补的治疗效果。注意,它不是加热针灸针带来的(也有一种在针尾上用艾炷加热的方法叫"温针"),而是完全通过手法操作来实现的。医生操作时将穴位的可刺深度分为浅、中、深三层(天、地、人三部),先浅后深,每层依次各做紧按提插(或用捻转补法)九数,然后退至浅层称为一度。如此反复操作数度,即将针按至深层留针。经过如此一番操作,有的病人便会感到针刺的地方灼热,甚至全身都觉得温热,这对于虚寒性疾病的治疗效果自然更好。

"透天凉"则顾名思义是让患者有清凉透热的感觉。操作时同样将穴位分为浅、中、深三层,针刺入后直插深层,按深、中、浅的顺序,在每一层紧提慢按(或捻转泻法)六数,然后插针至深层,称为一度。如此反复操作数度,将针紧提至

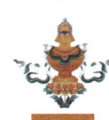

天部留针。操作完成后,很多患者便会觉得局部清凉,对于热痹、急性痈肿等实热性疾病自然有舒适的感觉。

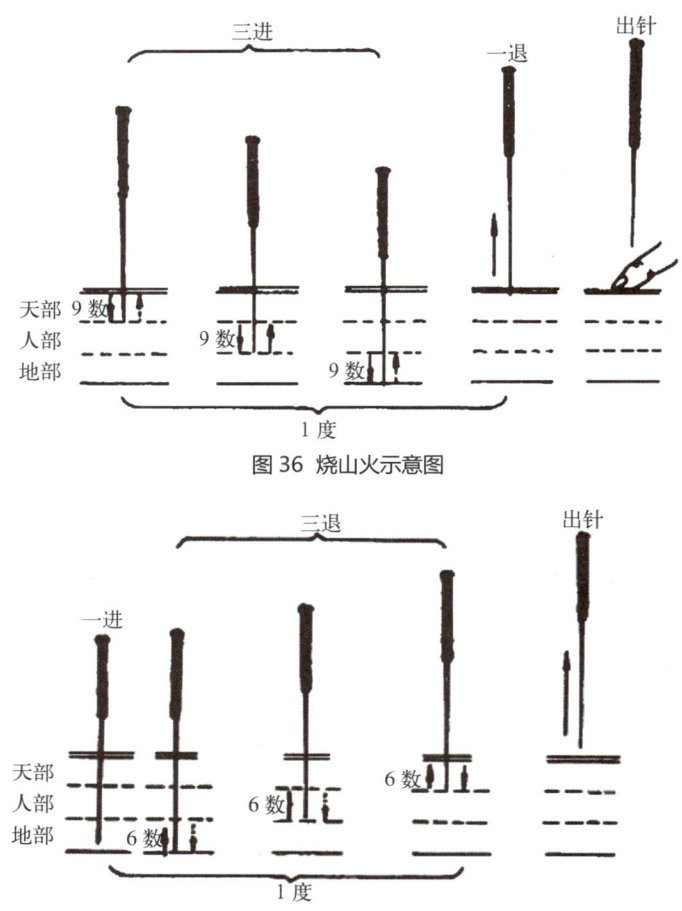

图36 烧山火示意图

图37 透天凉示意图

## 扎针需防"晕"

一般情况下,针刺治疗是安全的,与手术、麻醉意外、输血、输液过敏反应等意外相比,针刺意外的发生率极低,致死更是极其罕见。但这并不等于接受针灸治疗就没有任何意外发生。一般在正规的医院,医生在正确的针灸操作下,临床常见的异常情况是轻微的晕针反应、出血、周围神经的轻度损伤、艾灸引起的局部灼伤等,在非正确的操作下,可出现极少见的针刺引起的气胸、脑脊髓损伤。针刺时所致的痛感也很低,除头面部、四肢末端的井穴针刺时痛感较明显外,大部分穴位仅是类似于蚂蚁叮咬的感觉。针灸临床较常见的异常情况主要有以下几种。

**一是晕针。** 正常的针刺，患者除在进针时稍有轻微的疼痛外，针刺局部或身体上可有酸、麻、重、胀或舒适的感觉，一般人都能接受。只有在针刺过程中感到精神疲倦、头晕眼花、恶心欲吐，甚至出现面色苍白、心慌汗出、突然昏倒等症状时才属于晕针。一般认为，这是由于多种原因引起的一过性脑缺血、缺氧。初次接受针灸治疗的患者由于精神紧张，加上针刺时患者饥饿，或者大汗、大泻、大出血后体质虚弱，又采用了站立、端坐的体位所致。针灸医生针刺手法太重，诊室环境不好、闷热或寒冷也是引起晕针的原因之一。发生晕针时，只要及时拔去患者身上的全部留针，扶持患者平卧，头部放低，松解衣带，注意通风和保暖，或给患者饮温开水，晕针现象一般几分钟就可消失。对出现晕厥的可指掐或针刺人中、内关、足三里或艾灸百会、关元、神阙等穴。必要时配合现代急救措施，很快就可恢复正常。

**二是出血。** 临床针刺时会较常见，一般情况下都为毛细血管破裂出血，少部分会刺破血管，出针时按压不及时会出现皮下血肿，一般出针时以棉球轻按针孔片刻即可有效预防出血情况发生，不用作特殊处理，对身体不会造成危害。

**三是神经损伤。** 由于穴位周围通常也是神经分布所在，临床较多见的是周围神经的损伤，如桡神经、尺神经、正中神经和胫神经等，一般经休息后均可缓解。

**四是感染。** 如果针具消毒不严格，或医生操作时消毒不规范，将会引发感染。目前，正规的医院治疗使用一次性针灸针、医生操作时皮肤消毒可有效避免此类感染的发生。

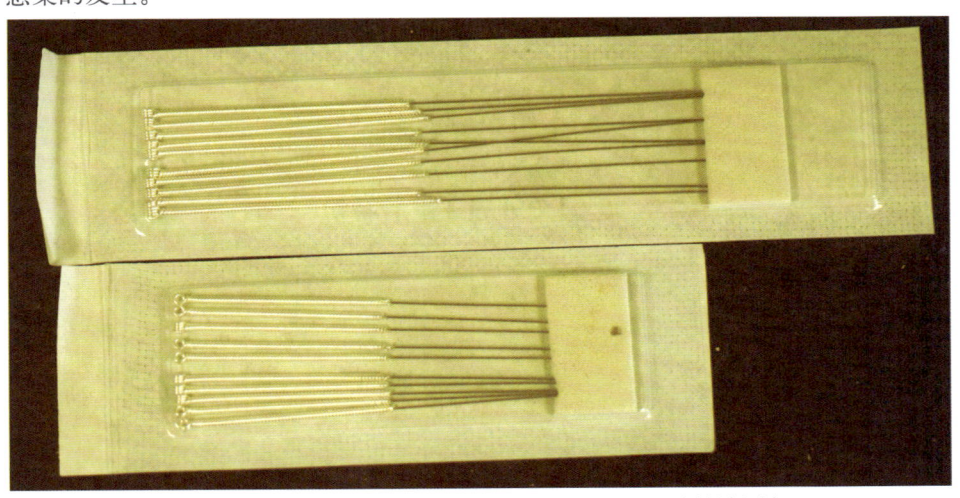

图38 针灸用具必须严格消毒，有条件应选用一次性针灸针

针刺疗法的适宜人群很广泛，一般情况下，没有特别的年龄限制，临床上6个月以上的婴幼儿即可接受针刺治疗。需要注意的是患者在过于饥饿、疲劳、精神过度紧张时，不宜进行针刺。妇女在经期，针刺刺激有可能导致月经量过多过少，故一般经期不宜。由于部分穴位易引发流产，故而孕妇也应尽量避免针刺治疗。皮肤有感染、溃疡、瘢痕或肿瘤的部位，不宜针刺。

##  一根银针治百病

20世纪60年代，我国有一部电影《春苗》，讲述当年活跃在中国农村的赤脚医生，用针灸为广大农民治病的传奇故事。电影主题歌中有一段歌词当年可谓家喻户晓："一根银针治百病，一颗红心暖千家"。在当年缺医少药的环境中，这根小小的针的确曾大显身手，为维护中国人民的身体健康做出了巨大贡献。也从另一个侧面反映出，针刺疗法的确具有超乎寻常的作用。

临床上针刺适宜治疗的疾病很广泛，包括内、外、妇、儿各科。据古医籍记载，针刺适应证有100多种。目前世界卫生组织推荐针刺治疗的病症有43种，涉及内、外、妇、儿、五官、皮肤等各科。

针灸治疗最大的特点是它不会干扰药物的治疗作用，相反，它与药物可产生协同的治疗作用。一方面增强疗效，另一方面还可减少药物的毒副作用。针刺疗法是我国古代劳动人民和历代医家智慧的结晶，即使在现代医学飞速发展的今天，针刺因其特有的疗效而仍然屹立于医学之林，而且越来越广泛地被世界所接受。其对一些疾病的显著而迅捷的疗效仍是现代医学所无法比拟的，同时也因其对人体的"绿色"作用，而愈来愈受到世人的喜爱。

最适宜针刺治疗的疾病有：①运动系统疾病：落枕、颈椎病、肩周炎、网球肘、腱鞘囊肿、腰痛、坐骨神经痛、痹症、扭伤、颞下颌关节功能紊乱综合征；②内科：中风、面瘫、头痛、失眠、胃痛、呃逆、便秘；③儿科：小儿遗尿；妇科：痛经、胎位不正、产后乳少；④皮肤科：带状疱疹；⑤五官科疾病：麦粒肿、眼睑瞤动、中耳炎、耳鸣、耳聋、牙痛；⑥急性病症：胃肠痉挛、泌尿系绞痛；⑦其他：戒断综合征、慢性疲劳综合征、竞技紧张综合征。

在这么多的病种中,我们可以举一些例子。

## 针刺急救

针刺急救主要是指在缺医少药的紧急环境下,针刺进行有效的对症处理和治疗,从而为进一步的综合治疗赢取时间。针刺治疗简便、快捷,针刺用于急救治疗是千真万确的事实,古今大量医案及民间的经验都证实了这一点。如神医扁鹊用针刺百会穴的方法救醒了患尸厥症的虢国太子。

针刺急救较多地应用于急性晕厥,如中暑、高热昏迷、急性心绞痛发作等,针刺急救的意义在于生活中我们并不是时时刻刻都能在危险发生的第一时间顺利到达医院,例如说在外出旅游时,在长途车上、飞机上,生命有时就是一场赛跑,都说生死一线,有时危急救治是否及时妥当将直接关系到生死。如高血压患者血压急剧升高时,耳尖或耳背静脉放血疗法可快速短时缓解血压过高的情况;急性心绞痛发作时针刺内关穴强刺激可暂缓心绞痛症状。

常用针刺急救穴位有:关元、神阙、气海、人中、百会、大椎、涌泉、内关、十指井穴、十宣等。

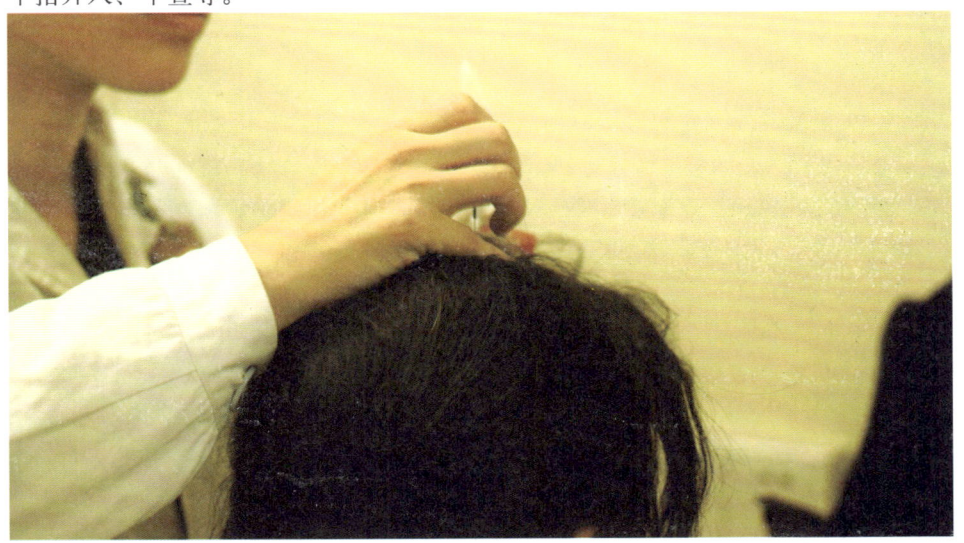

图39 针刺百会

## 针刺镇痛和麻醉

20世纪60年代,随着中苏关系的恶化,毛泽东主席提出"备战、备荒、为人民"的口号。1969年9月在天津召开全国医药卫生战备会议,把针灸麻醉作为全国卫生战线的重要战备任务提出来——如果国家有战事,针灸麻醉可以在缺乏麻醉药的情况下,减轻伤员一些手术的痛苦。因此,当时的国家领导人对针灸麻醉的开展工作非常重视。

1971年11月26日,时任国家总理的周恩来同志,陪同越南总理范文同,来到广东省人民医院视察工作,两位总理观看的,就是针刺麻醉手术。当天该医院共做了4台针麻手术,两位总理在第3看台,看的是肾盂切开去石术。麻醉师取穴足三里、太冲,电针频率2Hz,强度为病人可耐受,切口加1%利多卡因(麻醉药)5ml。手术进行了25分钟,顺利取出结石,分层缝合切口。在看台上,周总理问身边陪同的省医院领导:"病人疼吗?"当时省医院的赵副院长回答道:"总理,您看看病人的表情就知道了。"看着病人在针麻下取出结石,面部丝毫看不出痛苦表情,周总理频频点头,连声说"好"!手术结束,范文同总理问起针麻方法,麻醉科的陈主任如实作了汇报———因为针麻还有镇痛不全的局限,所以还要用少量药物。两位总理对麻醉师实事求是的回答满意地笑了。

虽然针刺麻醉术在20世纪70年代曾风靡一时,针刺机理的研究也证明针灸麻醉具有科学的依据,但在现代临床手术中目前还很少真正应用针刺麻醉来进行手术治疗。

曾风靡中国医学界的针刺麻醉研究在沉寂了近40年后,现在又重新进入医学专家的视野。在国外,医学家们开始进一步探讨针刺麻醉的机理,并致力于针

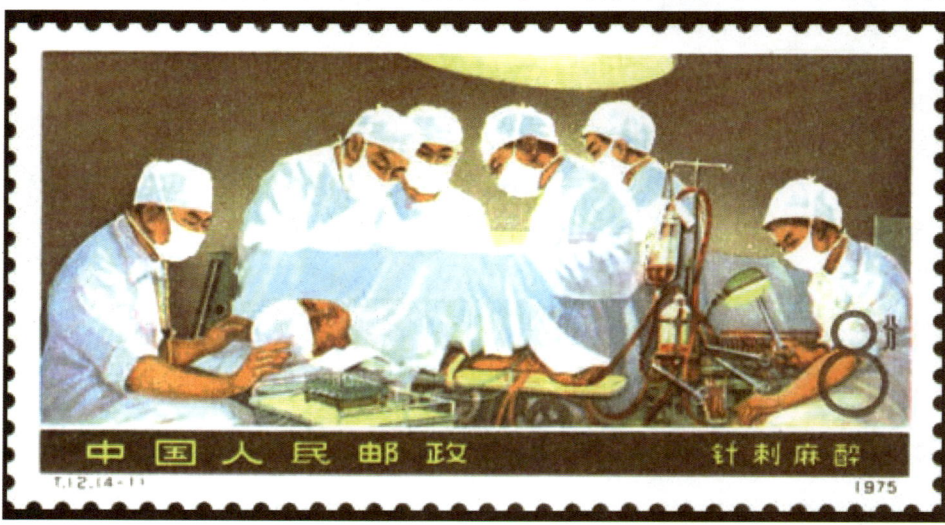

图40 针刺麻醉作为20世纪70年代最具特色的医疗技术被印到邮票上

刺麻醉应用于临床的研究，以期减少手术时麻醉药的用量，从而减少麻醉的风险。

## 针灸减肥

针灸减肥在各种减肥机构也相当盛行，它是如何达到减肥目的的呢？

现代医学认为单纯性肥胖多伴有内分泌紊乱，各种激素，尤其是胰岛素、性激素、肾上腺皮质激素、瘦素等异常，这些都可以通过针灸来调理内分泌，使之趋于正常。从中医角度来看，肥胖主要与肝脾肾三脏的功能有关，通过针灸可以达到调理脏腑，使肝脾肾脏之功能恢复正常。所以，通过针灸、点穴综合治疗，能够对肥胖者的神经和内分泌功能进行调整，抑制胃酸分泌，减慢胃的排空。这样，一方面能够抑制肥胖患者亢进的食欲，减少进食量同时抑制患者亢进的胃肠消化吸收机能，减少机体对能量的吸收，从而减少能量的摄入；另一方面可以促进能量的代谢，增加能量消耗，促进体脂的动员及脂肪分解，最终实现其减肥效果。据研究针灸可以增强肥胖者下丘脑——垂体——肾上腺皮质和交感——肾上腺髓质两个系统的功能，促进机体脂肪代谢，产热增加，消耗积存的脂肪；针刺或刺激耳穴可激起饥饿中枢、饱食中枢的人为变化，影响其营养状态，从而控制饮食；刺激迷走神经可影响胰岛素值，进而抑制食欲，达到减肥目的。

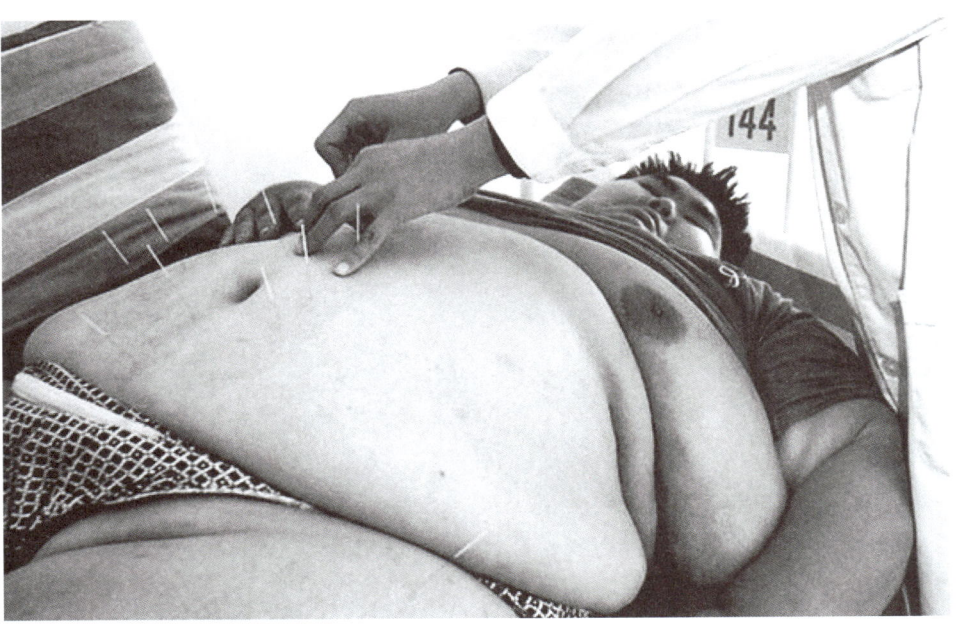

图41　第46届世界新闻摄影比赛获三等奖作品《针灸减肥》，作者祁小龙

当然，针灸减肥同样也要在饮食方面进行配合。单纯节食减肥，最难过的是心理控制。而针灸治疗可抑制亢进的食欲，同时使胃肠收缩、容积减小，产生饱胀感，减轻一般节食中难以忍受的饥饿感。但这样也不等于可以任意进食，仍然要合理控制饮食。一般原则是：不饿不吃，饿了再吃，吃到饱了即可，不吃甜食及肥肉、土豆、藕、粉条。

针灸减肥持之以恒者约一个月就可减轻两、三公斤，而且针对局部减重相当有效，可使肌肉结实，所以风行世界各地。

以上只例举了针刺最适宜治疗的病症，事实上针刺治疗的适宜疾病远不止于此。由于现代医学药物的滥用，大量的不可避免的毒副作用的出现、手术本身带来的损伤等，使时代在呼唤"天然的、绿色的"疗法。因此为针刺疗法注入了新的生命力。我们有理由相信，有着几千年历史、为人类健康做出重大贡献的针刺疗法，在未来的时间里，也必将为人类的健康发挥更重要的作用。

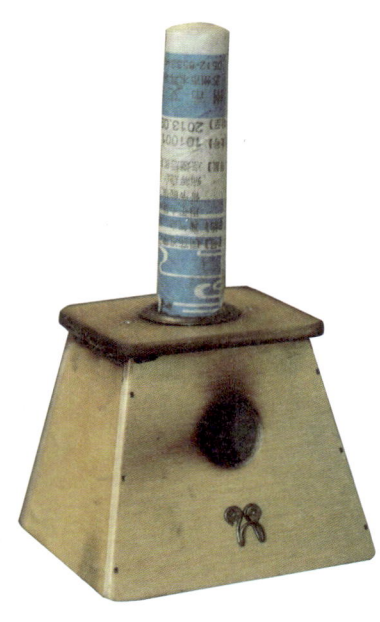

# 4 烤一烤,胜吃药

## ——神奇的灸疗法

在古代，灸法是与针法并驾齐驱的医疗技术，所以合称为"针灸"。灸法也是在中医基本理论指导下运用经络和腧穴的理论来防病治病的方法，但在手段上与针有很大的不同。

"灸"，顾名思义是指长久地用火烤灼的意思。灸疗法主要就是指借灸火的热力给人体以温热性刺激，通过经络腧穴的作用，以达到防治疾病的目的。通俗点说，"针"就是用针扎穴位，"灸"就是用火烤穴位。

##  针所不为，灸之所宜

古代医书《黄帝内经》有一句话说："针所不为，灸之所宜。"清代医书《医学入门》甚至更加强调地说："药之不及，针之不到，必须灸之。"说明灸法有针和药所不能及的独特的疗效。

那么，人类是如何发明这神奇的用火烤的治疗方法的呢？

### 灸疗用艾

灸疗法源于人类用火的体验，它产生于古人用火取暖的经验，最早可以追溯到原始社会人类学会用火的时候。人类在用火的过程中，逐渐认识到了温热的治疗作用，例如在烤火中感到温暖，同时体会到原有的疾病或疼痛却因此而减轻或消失，后来又发现用烧热的石块、砂土等贴敷在身体的某一部位可以局部取暖，解除一些病痛，这就是原始的热熨法。经过长期的实践，人们又逐步改善这种热熨法，采用一些干草等作燃料，在局部进行温热刺激来治病，特别是和经络腧穴理论结合后，医家们能够在中医学理论指导下使用热熨，最终形成了灸法。

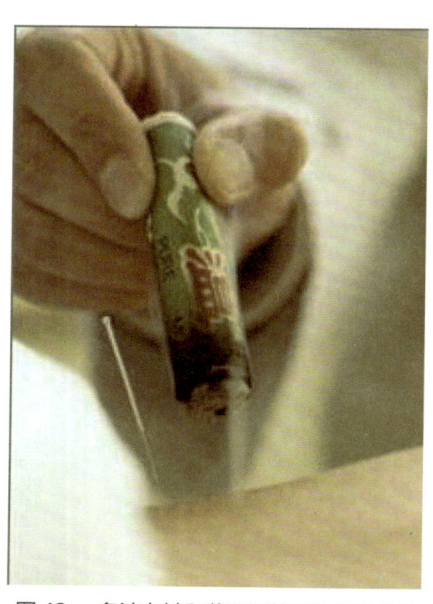

图42　灸法有针和药所不能及的独特疗效

灸所用的燃料，一开始往往用杂草树枝等，以后逐步发展到木炭灸、竹筷灸、艾灸、硫磺灸、雄黄灸、灯草灸等。现代最常用的是用艾叶制成的艾绒来施灸，故称"艾灸"。

为什么人们喜欢用艾呢？从性质上，艾属草菊科多年生草本植物，艾叶气味芳香，辛温味苦，不仅具有温经散寒止痛等功效，晒干后的艾叶还像烟草一样具有易燃的特点，这是它便于使用的地方。而在古代，艾这种植物还有祛邪、吉祥的独特含义，因而更为人们所乐于取用。

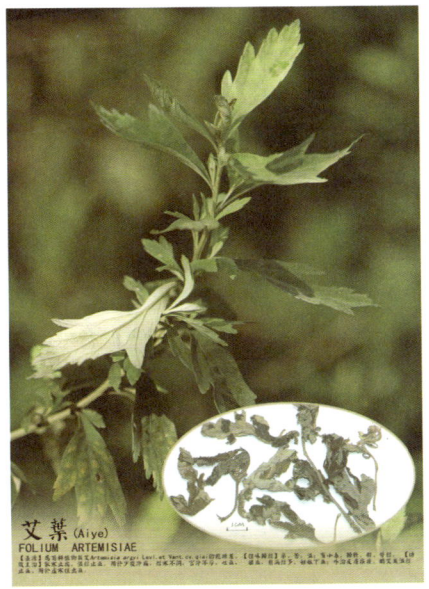

图43 灸的原料来自艾

现代临床所用灸治材料依然为艾，另外，现代人们又发明了温灸器具，使临床艾灸治疗更加安全。

## 灸疗之秘在"温经"

灸疗能在烧烧灼灼中祛除病痛，其主要作用在于烧艾产生的温热之气能够温暖经络，从而产生一系列的作用，具体包括以下几方面。

### 1．温经散寒

中医学认为天地间的寒冷之气侵犯人体，可引起疾病。这些寒气或停留在脏腑中，或停留在经络中，导致胀满、疼痛、恶寒等各种症状。灸疗法对治疗这些疾病非常适宜。《素问·异法方宜论》记载："脏寒生满病，其治宜灸焫。"可见灸法具有温经散寒的功能。故常用于治疗寒凝血滞、经络痹阻所引起的关节痛、腰背痛（寒湿痹痛）、痛经、闭经、胃脘痛、腹痛、腹泻等。

### 2．扶阳固脱

中医学认为，人体生命活动最重要的能量是阳气。阳气可使人体维持正常的温度、脏腑保持在正常的位置、血液在血管里正常流动，一旦阳气不足，就会导致体温下降、手脚寒冷、器官下垂等问题。对这种情况，灸疗法也是非常适用的。

《扁鹊心书》记载："真气虚则人病，真气脱则人死，保命之法，灼艾第一。"《伤寒杂病论·辨厥阴病脉证并治》云："下利，手足逆冷，无脉者，灸之。"可见阳气下陷或欲脱之危证，皆可用灸法，以扶助虚脱之阳气。多用于治疗脱证和中气不足、阳气下陷而引起的遗尿、脱肛、子宫脱垂、功能性子宫出血、慢性腹泻等。

### 3. 消瘀散结

中医学认为，气和血都是人体内的精微物质，在人体内不停流动，向体内的各个角落输送营养和能量。但是，由于阳气虚弱或寒气侵犯等原因，会导致气血流动受阻，甚至在局部郁结在一起，无法流动，这就是中医所说的气郁或血瘀的疾病。对这类疾病，灸疗法同样可以发挥很好的作用。《灵枢·刺节真邪》记载："脉中之血，凝而留止，弗之火调，弗能取之。"气为血帅，血随气行，气得温则行，气行则血亦行。灸能使气机通畅，营卫调和，故瘀结自散。故针灸常用于治疗气血凝滞之疾，如乳腺增生、甲状腺瘤等。

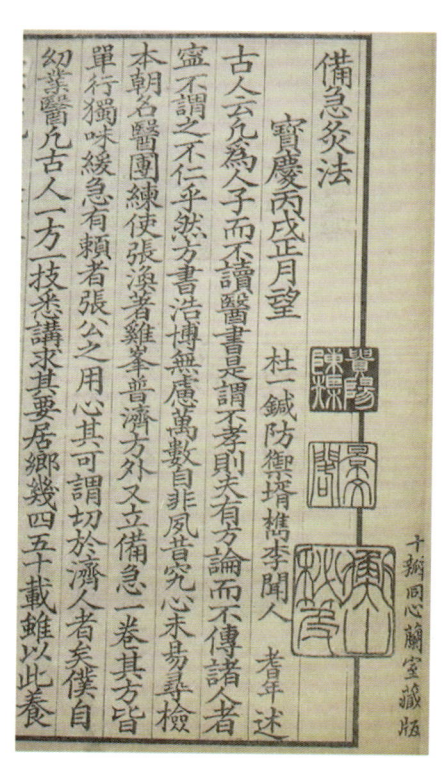

图44　古代灸法专著《备急灸法》

### 4. 防病保健

灸疗法不仅可以用来治病，还能用来保健养生。《诸病源候论·小儿杂病诸疾》记载："河洛间土地多寒，儿喜病惊。其俗生儿三日，喜逆灸以防之，又灸以防噤。"《扁鹊心书·须识扶阳》说："人于无病时，常灸关元、气海、命门、中脘，虽未得长生，亦可保百年寿也。"《医说·针灸》也说："若要安，三里莫要干。"说明艾灸有防病保健作用，今人称之为"保健灸"，也就是说无病施灸，可以激发人体的正气，增强抗病的能力，使人精力充沛，长寿不衰。

## 花样繁多的灸法

灸疗法种类众多，大多数都很简便，人们可以自行操作或家人互相操作。合理常用灸疗法,对身体保健和祛邪防病是很有好处的。当然,有些较特殊的方法,还是由医生来施行较为安全。我们不妨先来了解一些最常用的灸疗法。

"灸"疗家族谱

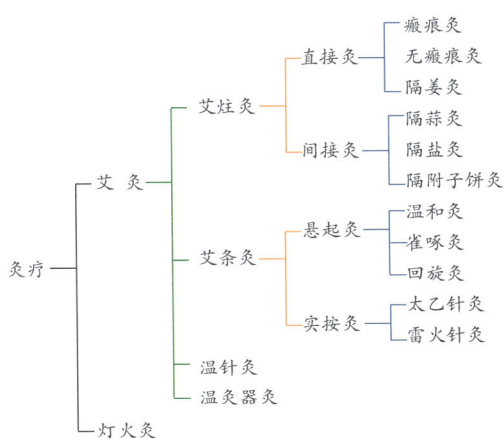

首先出场的自然是灸疗家族的"宠儿"——艾灸。艾灸又分艾炷灸和艾条灸两大类。

## 1．艾炷灸

是将纯净的艾绒(一般的医疗器械商店都有售)放在平板上,用手搓捏成大小不等的圆锥形艾炷,置于施灸部位点燃而治病的方法。常用的艾炷的大小形状,或如麦粒,或如苍耳子,或如莲子,或如半截橄榄等。艾炷灸又分直接灸与间接灸两类。

(1) 直接灸  是将大小适宜的艾炷,直接放在皮肤上施灸的方法。若施灸时需将皮肤烧伤化脓,愈后留有瘢痕者,称为瘢痕灸;若不使皮肤烧伤化脓,不留瘢痕者,称为无瘢痕灸。

①瘢痕灸  又名化脓灸。施灸时先将所灸腧穴部位涂以少量的大蒜汁,以增强黏附和刺激作用,然后将大小适宜的艾炷

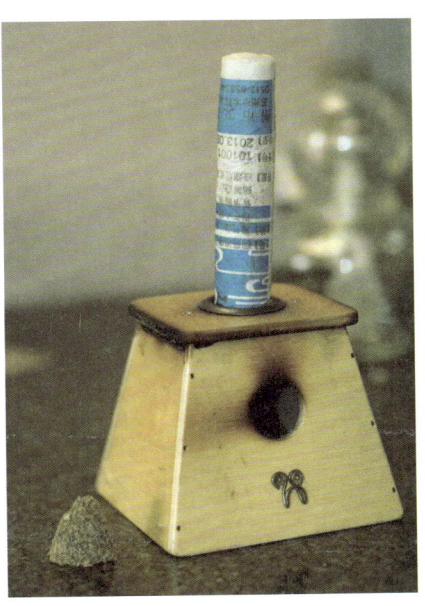

图45  艾条与艾绒

烤一烤,胜吃药——神奇的灸疗法

置于腧穴上，用火点燃艾炷施灸。每壮艾炷必须燃尽，除去灰烬后，方可继续易炷再灸，待规定壮数灸完为止。施灸时由于艾火烧灼皮肤，因此可产生剧痛，此时可用手在施灸腧穴周围轻轻拍打，借以缓解疼痛。在正常情况下，灸后1周左右，施灸部位化脓形成灸疮，5～6周左右，灸疮自行痊愈，结痂脱落后留下瘢痕。常用于治疗哮喘、肺结核等慢性顽疾。瘢痕灸在古代较多用，现代因其刺激比较大，故临床较少使用。

②无瘢痕灸　又称非化脓灸。施灸时现在所灸腧穴部位涂以少量的凡士林，以使艾炷便于黏附，然后将大小适宜的（约如苍耳子大）艾炷，置于腧穴上点燃施灸，当艾炷燃剩2/5或1/4而患者感到微有灼热时，即可易炷再灸，待将规定壮数灸完为止。一般应灸至局部皮肤出现红晕而不起泡为度。因其皮肤无灼伤，故灸后不化脓，不留瘢痕。一般虚寒性疾患均可采用此法。

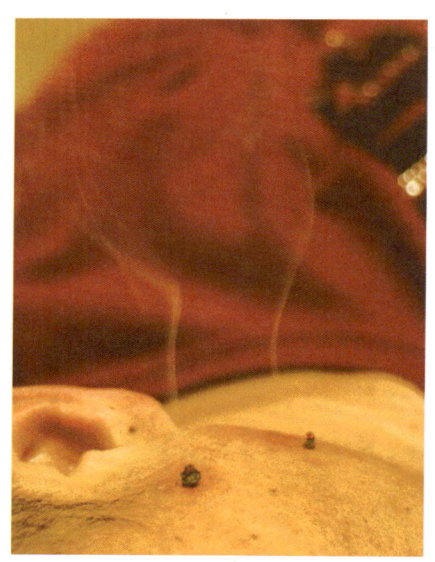

图46　直接灸

（2）间接灸　是指用药物或其他材料将艾炷与施灸腧穴部位的皮肤隔开进行施灸的方法，故又称隔物灸。间接灸所用间隔药物或材料很多，如以生姜间隔者，称隔姜灸；用食盐间隔者，称隔盐灸；以附子饼间隔者，称隔附子饼灸。

①隔姜灸　将鲜姜切成直径大约2～3cm，厚约0.2～0.3cm的薄片，中间以针刺数孔，然后将姜片置于应灸的腧穴部位或患处，再将艾炷放在姜片上点燃施灸。当艾炷燃尽，再易炷施灸。灸完所规定的壮数，以使皮肤红润而不起泡为度。常用于因寒而致的呕吐、腹痛以及关节痛、腰背痛等，有温胃止呕、散寒止痛的作用。

②隔蒜灸　用鲜大蒜头，切成厚约0.2～0.3cm的薄片，中间以针刺数孔（捣蒜如泥亦可），置于应灸腧穴或患处，然后将艾炷放在蒜片上，点燃施灸。待艾炷燃尽，易炷再灸，直至灸完规定的壮数。此法多用于治疗肺结核及初起的肿疡

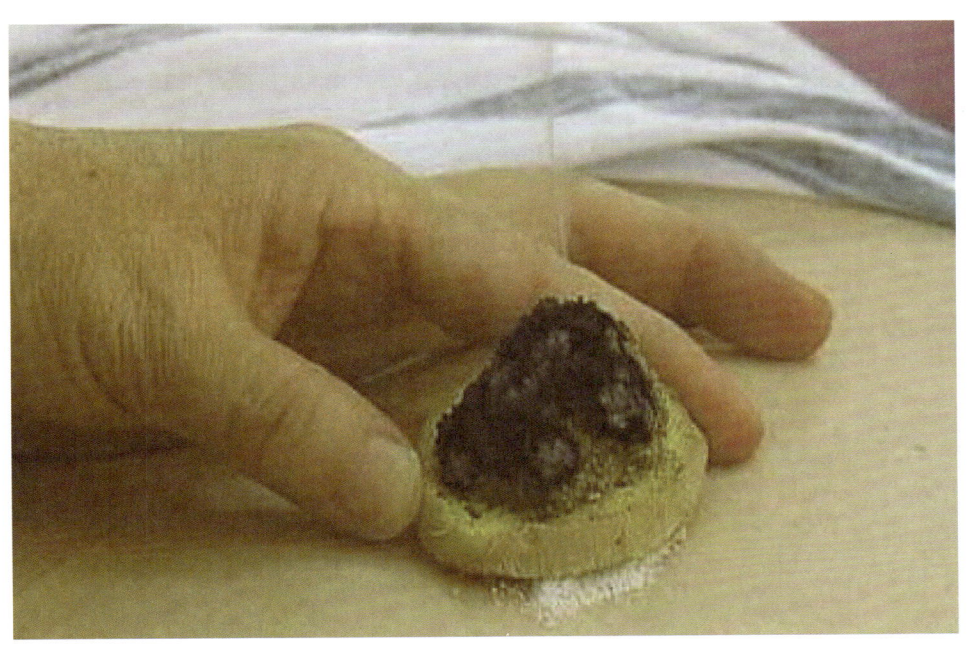

图 47 隔姜灸

等病症，有清热解毒、杀虫等作用。

③隔盐灸　用干燥的食盐（以均匀的细盐为佳）填敷于脐部，或于盐上再置一薄姜片，上置大艾炷施灸。多用于治疗上吐下泻、晕厥等，有回阳、救逆、固脱之力。但须连续施灸，不拘壮数。

④隔附子饼灸　将附子研成粉末，用酒调和做成直径约3cm、厚约0.8cm的附子饼，中间以针刺数孔，放在应灸腧穴或患处，上面再放艾炷施灸，直至灸完所规定壮数为止。多用于治疗肾阳虚而致的阳痿、早泄或疮疡久溃不敛等，有温补肾阳等作用。

2．艾条灸

艾条灸即将艾绒制作成艾条进行施灸。艾条在各种医药商店也都有出售，还可在艾绒中掺入肉桂、干姜、丁香、独活、细辛、白芷、雄黄、苍术、没药、乳香、川椒等成分制成药艾条，用于特定情况。

艾条灸可分为悬起灸和实按灸两种方式。

（1）悬起灸　施灸时将艾条悬放在距离穴位一定高度上进行熏烤，不使艾条点燃端直接接触皮肤，称为悬起灸。悬起灸根据实际操作方法不同，分为温和灸、雀啄灸和回旋灸。

①温和灸　施灸时将艾条的一端点燃，对准应灸的腧穴部位或患处，约距皮肤2～3cm左右，进行熏烤，使患者局部有温热感而无灼痛为宜，一般每处灸10～15分钟，至皮肤出现红晕为度。对于昏厥、局部知觉迟钝的患者，施灸者可将中、食指二指分张，置于施灸部位的两侧，这样施灸者可以通过手指的感觉来测知患者局部的受热程度，以便随时调节施灸的距离和防止烫伤。

②雀啄灸　施灸时，将艾条点燃的一端与施灸部位的皮肤并不固定在一定距离，而是像鸟雀啄食一样，一上一下活动地施灸。

③回旋灸　施灸时，艾条点燃的一端与施灸部位的皮肤虽然保持一定的距离，但不固定，而是向左右方向移动或反复旋转地施灸。

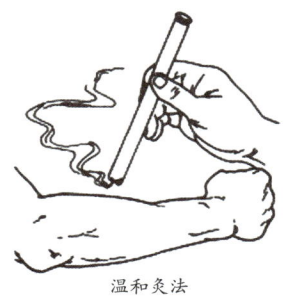
温和灸法
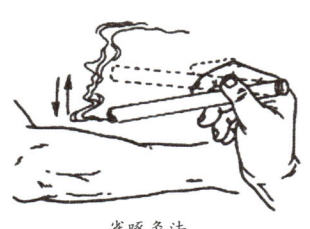
雀啄灸法
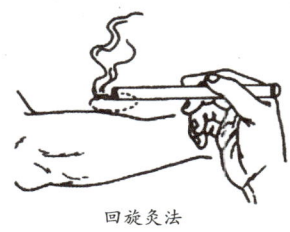
回旋灸法

图48　各种灸法示意图

以上诸法对一般应灸的病症均可采用，但温和灸多用于灸治慢性病，雀啄灸、回旋灸多用于灸治急性病。

（2）实按灸　将点燃的艾条隔布或隔绵纸数层实按在穴位上，使热气透入皮肉深部，火灭热减后重新点火按灸，称为实按灸。《寿域神方》卷三曰："用纸实卷艾，以纸隔之，点穴于隔纸上，用力实按之，待腹内觉热，汗出，即差。"常用的实按灸有太乙针灸和雷火针灸。

①太乙针灸　选用太乙神针艾条（通常含有人参、穿山甲、山羊血、千年健、钻地风、肉桂、小茴香、苍术、甘草、防风、麝香等成分），施灸时，将太乙针的一端点燃，用布7层包裹其烧着的一端，立即紧按于应灸的腧穴或患处，进行灸熨，针冷则再燃再熨。如此反复灸熨7～10次为度。此法治疗关节痛、腰背痛、肢体麻木、四肢无力、半身不遂等均有效。

②雷火针灸　雷火针灸与"太乙神针"的药物组成不同（通常含有艾绒、沉

香、乳香、羌活、干姜、穿山甲、麝香等），而施灸方法与主治范围基本相同。此后《针灸大成·雷火针法》载："治闪挫诸骨间痛，及寒湿气痛而畏刺者。"

### 3．温针灸

我们提到针灸手法中有一种"烧山火"法，利用手法来使患者局部产生温热的感觉。当然我们也可以将针刺与艾灸结合应用，这就是温针法。操作方法是：将针刺入腧穴，得气后给予适当补泻手法而留针时，将纯净细软的艾绒捏在针尾上，或用艾条一段长约2cm左右，插在针柄上，点燃施灸。待艾绒或艾条烧完后除去灰烬，将针起出。

以上是常规的灸疗方法。现代为了更好地应用灸疗，又出现了辅助性的温灸器具，常用的有温灸盒和温灸筒。施灸时，将艾绒，或加掺药物，装入温灸器的小筒，点燃后，将温灸器之盖扣好，即可置于腧穴或应灸部位，进行熨灸，直到所灸部位的皮肤红润为度。有调和气血、温中散寒的作用，一般需要灸治者均可采用，对小儿、妇女及畏惧灸治者最为适宜。

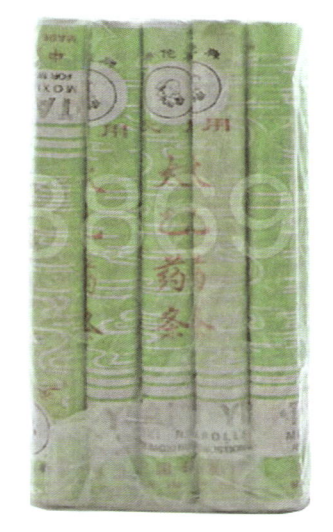

图49　太乙神针所用灸条，里面含有多种药物

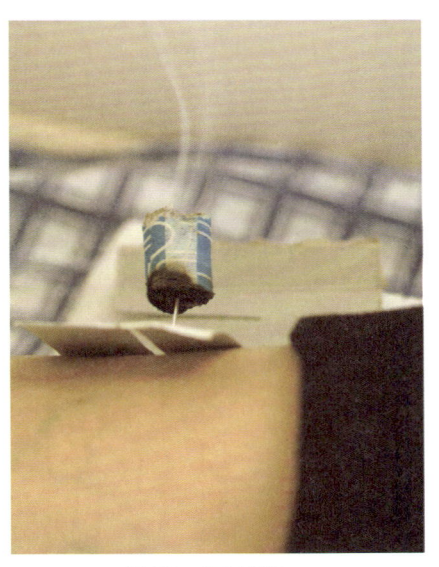

图50　温针灸法

##  灸透诸经治百病

艾灸具有行气、散气、驱风、祛邪、疏筋、活络的作用，利用经络的原理，它的作用可以透达全身，所以灸疗法不仅可以温暖局部，还可以治疗许多内科病

症。所以古代医家认为艾灸能"透诸经而治百病"。近代和当代灸疗专家们的实践也证实,灸法可以治疗呼吸系统、消化系统、心脑血管系统、造血系统、运动系统、泌尿生殖系统、内分泌系统等诸多领域的病症。

## 灸是女性的好朋友

中医学认为,女性体质易于偏阳虚,而灸疗法是用火为手段,具有较强的助阳作用,所以灸疗法对于治疗妇科疾病尤其可发挥独特的作用。我们可以举一些事例。

### ——灸隐白穴治崩漏

对于脾虚不统血引起的妇女崩漏,直接用艾炷灸脾经的井穴隐白有不错的效果。隐白位于足大拇指内侧趾甲角旁0.1寸处。名老中医邓铁涛曾用这一方法救治大出血患者。当时一位妇女产后大出血并休克,邓铁涛先用艾灸隐白穴和大敦穴,然后用悬灸法灸两侧足三里及百会穴,悬灸至四十分钟,血压回升稳定,休克就缓解了,之后再用养血、凉血、止血的汤剂治疗,患者很快就痊愈了。

### ——灸至阴穴纠正胎位不正

至阴穴位于足小趾外侧趾甲角旁0.1寸,是足太阳膀胱经的井穴。临床用艾条悬灸的方法纠正胎位不正,疗效确切且安全无副作用。艾灸纠正胎位,不是妊娠的任何时期都适合,一般在孕妇妊娠7个月左右效果较好。

### ——骑竹马灸法灸治感染

古代还有一种略显神秘的骑竹马灸法,用于治疗各种痈疮等体表感染。"骑竹马"的名称源自取穴方法:用软绳量取病人中指尖至肘部的长度,然后取一根竹竿架在两张凳子上,让病人骑坐在竹竿上,从他的尾骨与竹竿接触处开始,顺脊椎用软绳向上量取刚才的长度,做好标志,此标志

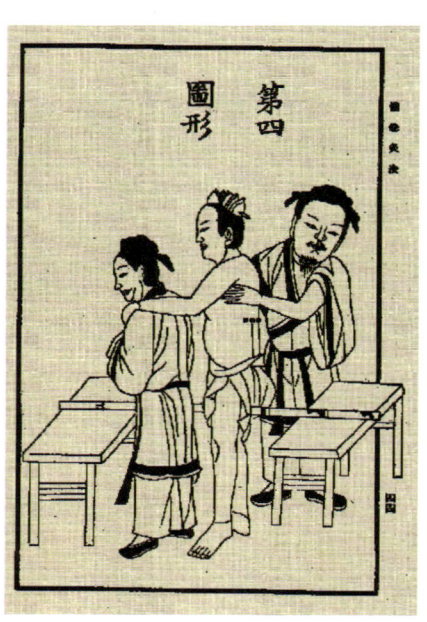

图51　骑竹马灸法取穴示意图

左右旁开1寸，就是"竹马穴"，灸这个穴位治疗各种痈疽感染效果很好。这种方法，又反映出中医因人而宜的灵活定穴方式。

## 保命之法，灼艾第一

艾灸治病保健法是传统中医的精华之一，它具有许多其他疗法所不具备的优点。首先，艾灸治病效果显著。将燃烧的艾熏烤人体特定的经络穴位，产生舒经通络、祛病疗疾的效果，立竿见影。其次，艾灸治病保健法是中医有效的治疗手段，具有调理机体生理功能、增强身体抵抗力，治疗疾病与预防疾病的效果。古人认为"针所不为，灸之所宜"，"药之不及，针之

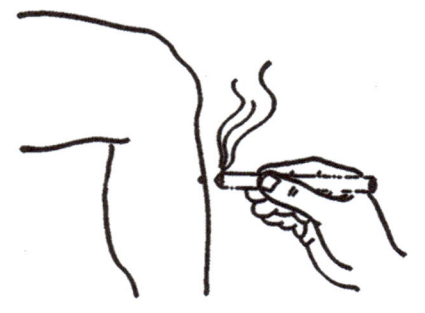

图52　常灸足三里是有效的保健方法

不到，必须灸之"，说明灸法在临床应用上的重要性。第三，灸法简单易学，易为普通老百姓所掌握，而且安全有效。第四，艾灸法治疗的病症广泛，疗效迅速，《神灸经纶》有云："艾之辛香作炷，可通十二经，入三阴，理气血，治百病，效如反掌。"第五，艾灸保健法可以祛病延年，使人长命百岁，《扁鹊心书》中说："人于无病时，常灸关元、气海、命门、中脘虽未得长生，亦可保百余年寿矣。"还说："保命之法，灼艾第一。"俗话说"若要安，三里常不干"，说明艾灸法是有效而神奇的保健手段。

灸法是用于强身健体的重要手段，灸疗保健是艾灸的重要特色之一。古人非常重视防病于未然，运用灸法来强身健体，在古代非常盛行。由于灸的刺激温和易被一般人所接受，在亚健康人群比例高达75%的现代社会，推广其用于保健具有十分重要的现实意义。

下面介绍几种最常见的保健灸法。

### 1．关元保健灸

宋代窦材《扁鹊心书》中记载着这样一个故事：刘武的军中有一步卒王超，太原人，后来遁入江湖为盗。他曾经遇到一个不同寻常的人，授以黄白住世之法。王超按此法行事，年至九十，精彩腴润⋯⋯后被擒，监官问他，你有何养身之术吗？

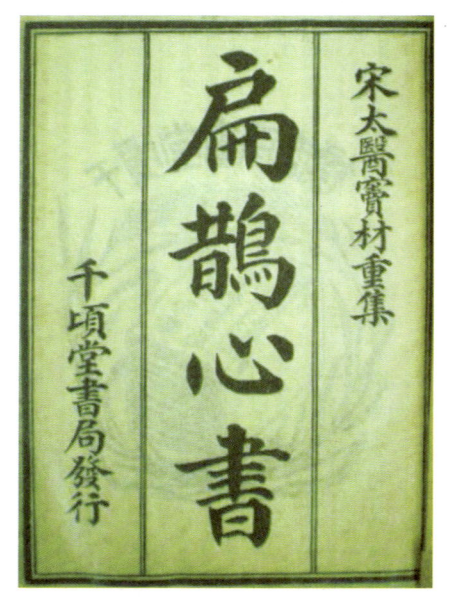

图53　灸法古籍《扁鹊心书》

王超回答说，没有。只是每于夏秋之交，即在关元穴处用艾火施灸千炷，因此而冬天不怕冷，夏天不怕热，几日不食也不会感到饥饿，至今脐下部像火一样温暖。你难道没有听说过吗，土成砖，木成炭，千年不朽，皆火之力啊。王超被处死后，刑官令人将其腹暖之处剖开，发现一块非肉非骨之物，凝然如石，此即长期施灸艾火之故。

古人认为，不同的年龄施用灸炷的多少是不同的。"人至三十，可三年一灸脐下三百壮，五十可二年一灸脐下三百壮，六十可一年一灸脐下三百壮。令人长生不老"；"人于无病时常灸关元、气海、命关（食窦）、中脘，虽未得长生，亦可保百余年寿矣"（《扁鹊心书》）。明代高武在《针灸聚英》中说："无病而先针灸曰逆。逆，未至而迎之也。"使用灸法来防病保健，称为"逆灸"。

## 2．足三里保健灸

足三里是足阳明胃经的合穴，为胃下合穴，主治虚劳诸证，为人体强壮保健要穴。《医说》中云："若要安，三里莫要干。"就是说，若要身体健康、平安一生，就应该经常在足三里处进行艾炷灸，使其产生灸疮，这样就可以增强体质，延年益寿。民间有"灸一灸足三里，等于吃一只老母鸡"，生动形象地说明了灸足三里的保健作用。保健灸一般可选择艾炷直接灸法，也可以用艾条悬灸、温灸器灸等。对于熟练掌握针刺技术者，也可选用温针灸。

## 3．腹中四穴保健灸

中脘、气海（或关元）、天枢（双）。此四穴属任脉和胃经穴位，均为保健要穴，常灸之可使人中气充盈，胃肠道通畅，气血旺盛。一般可选择安全简便的艾条悬灸、温灸器灸等。

## 4．神阙穴隔物保健灸

神阙穴隔附子饼灸可温壮阳气，提高人体的免疫力，保健强身，延年益寿。

神阙穴保健灸也可用艾条直接悬灸、温灸器灸等。

## 灸疗宜忌

虽然灸疗方法简便易学,但它毕竟是一种医疗手段,应用时也有一些注意事项。

首先当然是防火啦。家庭应用,一定要注意防止艾火烧伤皮肤或衣物,更不要烧坏家具、引起火灾。尤其在灸完之后,熄灭艾条一定要充分。有的人看到艾条已经不冒烟了,就把剩下的扔到垃圾桶,过后一看,垃圾桶被烧了一个大洞!要知道艾条表面上看来已经不冒烟,但里面可能还在暗燃,所以一定要认真检查,将它完全摁熄。也可用水将用过的艾条浸熄,不过比较难完全晾干。最好的方法是有密封的玻璃瓶,将用过的艾条、太乙针等装入,隔绝空气,可以防止复燃。

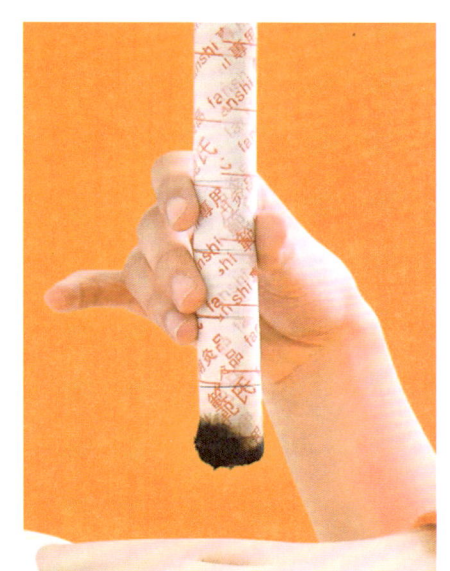

图54　温灸腹部

除此之外,还要注意这些问题:①对实热证、阴虚发热者,一般不适宜施灸。②对颜面、五官和有大血管的部位以及关节活动部位,不宜采用瘢痕灸。③孕妇的腹部和腰骶部不宜施灸。④皮肤有损伤破溃者,也不宜施灸。

另外要注意,施灸后,局部皮肤出现微红灼热,属于正常现象,无需处理。如因施灸过量,时间过长,局部出现小水泡,只要注意不擦破,可任其自然吸收。如水泡较大,可用消毒的毫针刺破水泡,放出水液,或用注射针抽出水液,再涂以烫伤油等,并以纱布包敷。如用化脓灸者,在灸疮化脓期间,要注意适当休息,加强营养,保持局部清洁,并可用敷料保护灸疮,以防污染,待其自然愈合。如处理不当,灸疮脓液呈黄绿色或有渗血现象者,可用消炎药膏或玉红膏涂敷。

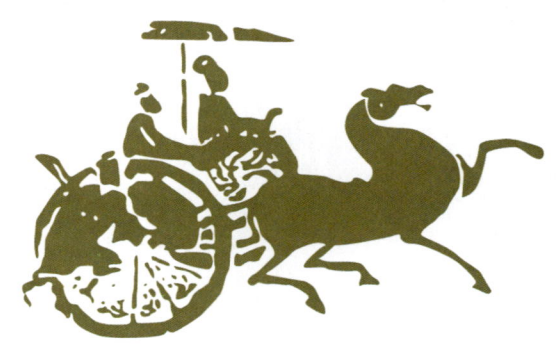

# 贴一贴,病痛消 5
## ——神奇的穴位贴敷疗法

经络和穴位真是神奇，不仅针刺穴位可以治病，加热穴位可以治病，在上面贴敷药物也可以治病。这就是别具特色的穴位贴敷疗法。

穴位贴敷疗法是以中医经络学说为理论依据，通过把药物贴敷在穴位或患处来治疗疾病的一种方法。它是中医治疗学的重要组成部分，是我国劳动人民在长期与疾病作斗争中总结出来的一套独特的、行之有效的治疗方法。

 "一贴就灵"真的灵

### 穴位贴敷源流

穴位贴敷疗法有着极为悠久的发展历史。

早在原始社会里，人们懂得用树叶、草茎之类涂敷与猛兽搏斗所致的伤口，逐渐发现有些植物外敷能减轻疼痛和止血，甚至可以加速伤口的愈合，这就是中药贴敷治病的起源。

1973年湖南长沙马王堆3号汉墓出土的我国现存最早的医方专著《五十二病方》，记载了用芥子泥贴敷于百会穴，使局部皮肤发红，治疗毒蛇咬伤。

春秋战国时期，对穴位贴敷疗法的作用和疗效有了一定的认识并逐步运用于临床。《黄帝内经》中有用桂心、蜀椒、干姜渍酒以熨寒痹的记载。其中记载白酒和桂调的马膏，被后世誉为"膏药之祖"，开创了现代膏药之先河。

东汉时期的医圣张仲景在《伤寒杂病论》中列举了各种贴敷方，有证有方，方法齐备，如治劳损的五养膏、玉泉膏，至今仍有效地指导临床实践。

晋唐时期，穴位贴敷疗法已广泛地应用于临床。晋代医家葛洪的《肘后备急方》

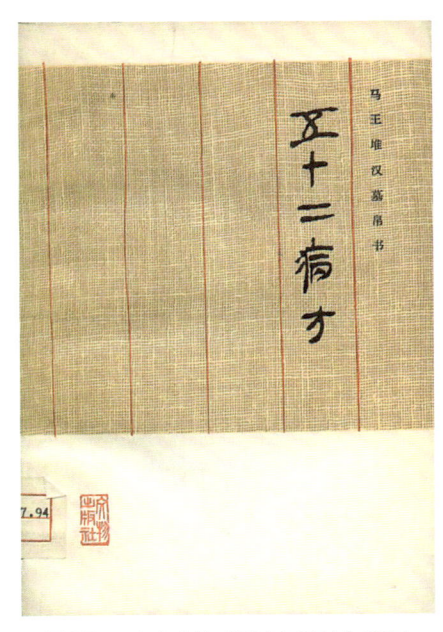

图55 出土文物《五十二病方》现已整理刊印

中记载“治疟疾寒多热少，或但寒不热，临发时，以醋和附子末涂背上”，并收录了大量的外用膏药，如续断膏、丹参膏、雄黄膏、五毒神膏等，注明了具体的制用方法，其用狂犬脑外敷伤口治疗狂犬病的方法，实为免疫学之先驱。在《孙真人海上方》记载了唐代医家孙思邈以神阙穴贴药法治疗小儿夜啼的方法。

宋明时期，中药外治法不断改进和创新，极大地丰富了穴位贴敷疗法的内容。如宋代《太平圣惠方》中记载：“治疗腰腿脚风痹冷痛有风，川乌头三个去皮脐，为散，涂帛贴，须臾即止。”《圣济总录》中指出：“膏取其膏润，以祛邪毒，凡皮肤蕴蓄之气，膏能消之，又能摩之也。”初步探讨了膏能消除“皮肤蕴蓄之气”的中药贴敷治病机理。明代《普济方》中有“鼻渊脑泻，生附子末，葱涎和如泥，罨涌泉穴”的记述。李时珍的《本草纲目》中更是收载了不少穴位贴敷疗法，并为人们所熟知和广泛采用。如“治大腹水肿，以赤根捣烂，入元寸，贴于脐心，以帛束定，得小便利，则肿消”等，另外吴茱萸贴足心治疗口舌生疮、黄连末调敷脚心治疗小儿赤眼等方法至今仍在沿用。

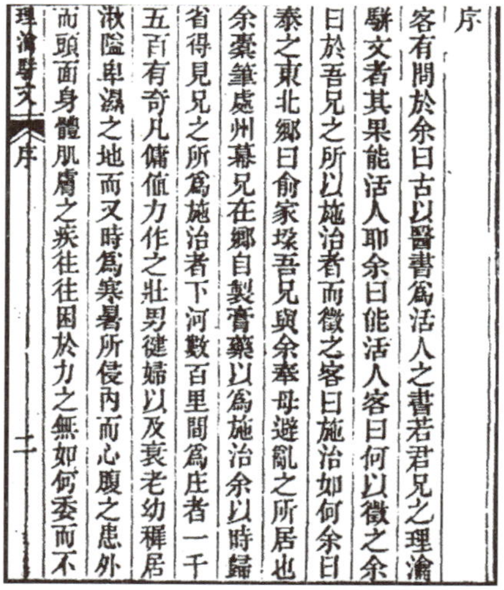
序
客有問於余曰古以醫書爲活人之書若君兄之理瀹
駢文者其果能活人耶余曰能活人客曰何以徵之余
曰於吾兄之所以施治者而徵之客曰施治如何余曰
泰之東北鄉曰俞家垛吾兄與余奉母避亂之所居也
余橐筆處州幕兄在鄉自製膏藥以爲施治余以時歸
省得見兄之所爲施治者下河數百里間爲庄者一千
五百有奇凡傭佃力作之壯男健婦以及衰老幼稺居
湫隘卑濕之地而又時爲寒暑所侵內而心腹之患外
而頭面身體肌膚之疾往往困於力之無如何委而不
理瀹駢文 序 十一

图 56　《理瀹骈文》书影

清代可以说是穴位贴敷疗法较为成熟的阶段，出现了不少中药外治的专著。《急救广生集》又名《得生堂外治秘方》，详细记载了清代嘉庆前千余年的穴位外敷治病的经验和方法，并强调在治疗过程中应注意“饮食忌宜”、“戒色欲”等，是后世研究和应用外治的经典之作。《理瀹骈文》书中每病治疗都以膏药薄贴为主，选择性地配以点、敷、熨、洗、搐、擦等多种外治法，而且把穴位贴敷疗法治疗疾病的范围推及到内、外、妇、儿、皮肤、五官等科，提出了“以膏统治百病”的论断。并依据中医基本理论，对内病外治的作用机理、制方遣药、具体运用等方面，作了较详细的论述，提出外治部位“当分十二经”，药物当置于“经络穴选……与针灸之取穴同一理”之论点。

建国以来，专家学者们对历代文献进行考证、研究和整理，大胆探索，不但用本法治疗常见病，而且应用本法治疗肺结核、肝硬化、冠心病、高血压、传染病以及其他疑难病种。如用抗癌中药制成的化瘀膏，外用治疗癌症取得了可靠效果。不仅有止痛之效，而且还有缩小癌瘤之功。

穴位贴敷疗法不但国内影响广泛，在国外也逐渐兴起，如德国慕尼黑大学医学部发明的避孕膏，贴敷在腋下可收到避孕的良好效果；日本大正株式会社研制的中药贴膏（如温经活血止痛的辣椒膏等）深受人们的欢迎。

## 从毛孔入腠理

穴位贴敷治病的理论基础为整体观念、经络学说，以及腧穴作为脏腑经络气血汇聚之处，有独特的生理功能几个方面。它通过药物的吸收作用、激发经气作用来达到治疗的目的，在发挥药物治疗作用的同时还发挥了经络腧穴对人体的调节作用。

穴位贴敷疗法的作用机理主要有以下3个方面：

### 1．穴位作用

经络"内属脏腑，外络肢节，沟通表里，贯穿上下"，是人体营卫气血循环运行出入的通道，而穴位则是上述物质在运行通路中的交汇点，是"肺气所发"和"神气游行出入"的场所。根据中医脏腑－经络相关理论，穴位通过经络与脏腑密切相关，不仅有反映各脏腑生理或病理的机能，同时也是治疗五脏六腑疾病的有效刺激点。各种致病之邪滞留在人体内部，脏腑功能受到损害和影响，致使经络涩滞，郁而不通，气血运行不畅，则百病生焉。此时，可能在经络循行部位（尤其在其所属腧穴部位）出现麻木、疼痛、红肿、结节或特定敏感区（带）等异常情况。运用穴位贴敷疗法，刺激和作用于体表腧穴相应的皮部，通过经络的传导和调整，纠正脏腑阴阳的偏盛或偏衰，"以通郁闭之气……以散瘀结之肿"，改善经络气血的运行，对五脏六腑的生理功能和病理状态，产生良好的治疗和调整作用，从而达到以肤固表、以表托毒、以经通脏、以穴驱邪和扶正强身的目的。

### 2．药效作用

清代医家徐大椿曾说："汤药不足尽病……用膏药贴之，闭塞其气，使药性从毛孔而入其腠理，通经活络，或提而出之，或攻而散之，较服药尤为有力。"贴敷药物直接作用于体表穴位或表面病灶，使局部血管扩张，血液循环加速，起

贴一贴，病痛消——神奇的穴位贴敷疗法

到活血化瘀、清热拔毒、消肿止痛、止血生肌、消炎排脓,改善周围组织营养的作用。还可使药物透过皮毛腠理由表入里,通过经络的贯通运行,联络脏腑,沟通表里,发挥较强的药效作用。正如《理瀹骈文》所言:"切于皮肤,彻于肉里,摄入吸气,融入渗液。"外用治疗可以祛邪外出,扶助正气,调理五脏,起到与内服药物一样的作用。

我们知道影响药物透皮吸收的因素除药物的理化性质和药理性质外,还与皮肤所固有的可透性有密切的关系。现代医学已证明,中药完全可以从皮肤吸收。

经穴皮肤吸收药物的主要途径:一是透皮吸收,通过动脉通道,角质层转运(包括细胞内扩散和细胞间质扩散)和表皮深层转运而被吸收,药物可通过一种或多种途径进入血液循环。二是水合作用。角质层是透皮吸收的主要屏障,中药外敷则使局部形成一种汗水难以蒸发扩散的密闭状态,使角质层含水量从5%~15%增至50%,角质层吸收水分后使皮肤水化,引起角质层细胞膨胀成多孔状态而使其紧密的结构变得疏松,易于药物穿透。研究证明药物的透皮速率可因此增加4~5倍,同时还可使皮温从32℃增至37℃,加速局部血液

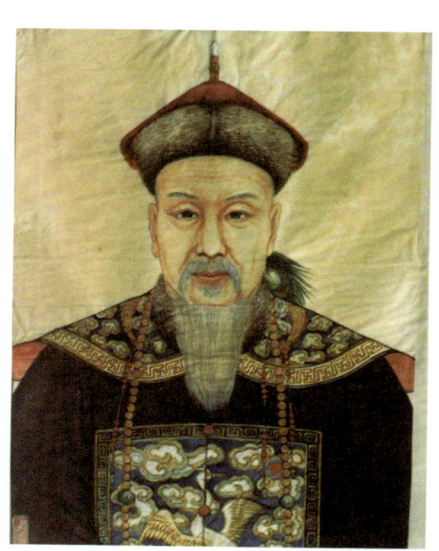

图57 徐大椿像

循环。三是表面活性剂作用,贴敷药物中所含的铅皂是一种表面活性剂,可促进被动扩散的吸收,增加表皮类脂膜对药物的透过率。四是芳香性药物的促进作用,贴敷方中的芳香类药物,多含挥发性烯烃、醛、酮、酚、醇类物质,其较强的穿透性和走窜性,可使皮质类固醇透皮能力提高8~10倍。

### 3.综合作用

穴位贴敷疗法是传统针灸疗法和药物疗法的有机结合,其实质是一种融经络、穴位、药物为一体的复合性治疗方法,而不仅仅是单纯某一因素在起作用。

我们知道,一般情况下内服某药物能治某病,用某药外敷也同样治某病,如

内服芒硝可治便秘，用芒硝敷脐也能治便秘。但有时也有例外，即外用某药贴敷能治某病，但内服某药却不能治某病，如葱白敷脐可治便秘，但葱白内服却不能治便秘。另外穴位贴敷疗法中单用一种药物，如炒葱白、炒盐、大蒜等外敷患处来治疗证型不一疾病的情况有许多。一种药物治疗多种证型的疾病，仅从辨证施治和药物性味主治上考虑是难以理解的，我们认为除了中药的有效生物活性物质外，还有温热刺激作用和经络腧穴本身所具的外敏性及放大效应。我们还发现，治疗同一种疾病，在同一穴位上用药不同，疗效也有差异。如同为治疗哮喘的贴敷方，哮喘丸（白芥子、元胡、甘遂、细辛、丁香、肉桂、生姜汁）的疗法就明显优于哮喘糊（天南星、白芥子、生姜汁），说明药性也起着一定的作用。有的根据病的不同选用不同的贴敷部位或穴位，则更显示出穴位和经脉的作用。如咳嗽贴天突、定喘、肺俞有显著疗效，而贴敷其他穴位或非穴位则疗效不显；遗尿、痛经贴敷首选神阙穴。

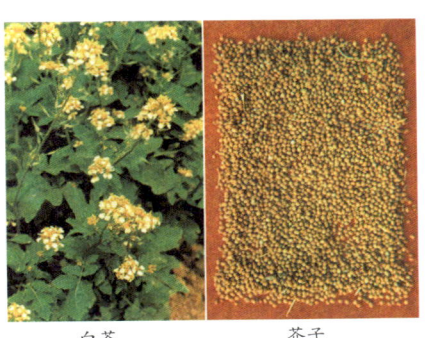

图58 白芥子是最常用的穴位贴敷药之一

这说明，穴位贴敷作用于人体主要表现为综合作用，既有药物对穴位的刺激作用，又有药物本身的作用，而且在一般情况下往往是几种治疗因素之间的相互影响、相互作用和相互补充，共同发挥的整体叠加治疗作用。首先是药物的温热刺激对局部气血的调整，而温热刺激配合药物外敷必然增加了药物的功效；多具辛味的中药在温热环境中特别易于吸收，由此增强了药物的作用；药物外敷于穴位上则刺激了穴位本身，激发了经气，调动了经脉的功能，使之更好地发挥行气血、调阴阳的整体作用。

## 贴穴疗法妙处多

目前，穴位贴敷疗法多用于慢性支气管炎、各种痛症的治疗。穴位贴敷妙处多多，其疗法具有以下特点：

1. **作用直接，适应证广**。穴位贴敷疗法通过药物直接刺激穴位，并通过透皮吸收，使局部药物浓度明显高于其他部位，作用较为直接，其适应证遍及临床各科，"可与内治并行，而能补内治之不及"，对许多沉疴痼疾常能取得意想不到的显著功效。

2.**用药安全，不伤肠胃。**穴位贴敷疗法不经胃肠给药，无损伤脾胃之弊，治上不犯下，治下不犯上，治中不犯上下。即使在临床应用时出现皮肤过敏或水泡，亦可及时中止治疗，给予对症处理，症状很快就可消失，并可继续使用。

3.**简单易学，便于推广。**穴位贴敷有许多较简单的药物配伍及制作，易学易用，不需特殊的医疗设备和仪器。无论是医生还是患者或家属，多可兼学并用，随学随用。

4.**取材广泛，价廉药简。**穴位贴敷法所用药物除极少数是名贵药材外（如麝香），绝大多数为常见中草药，价格低廉，甚至有一部分来自于生活用品，如葱、姜、蒜、花椒等。且本法用药量很少，既能减轻患者的经济负担，又可节约大量药材。

5.**疗效确切，无创无痛。**贴敷疗法集针灸和药物治疗之所长，所用药方配伍组成多来自于临床经验，经过了漫长岁月和历史的验证，疗效显著，且无创伤、无痛苦，对惧针者，老幼虚弱之体，补泻难施之时，或不肯服药之人，不能服药之症，尤为适宜。

## 常用的贴敷治病方

善用穴位贴敷可以治疗多种疾病。但由于穴位贴敷治病是利用药物透皮吸收的特点，因此还要注意以下问题。

首先是药物选择有讲究。一是选用芳香开窍、辛窜通络、刺激性较强的一些药物，如冰片、麝香、丁香、花椒、白芥子、姜、葱、蒜、韭等；二是选用味厚力猛、有毒之品，且多生用如生南星、生半夏、甘遂、巴豆、斑蝥等。

其次是药量和贴敷时间的把握。根据药物刺激性强弱及贴敷部位不同，一般选择药物量 3～10g 不等，用胶布固定在相应穴位或患处，贴药时间一般大于 3～4 小时，小孩 1～2 小时。

下面简要介绍几种较常见的贴敷方法，以便于大家在日常生活中使用。

### 1.白芥子贴敷

将白芥子研成细末，用水或醋调和，每次用 5～10g 敷贴于腧穴或患处。利用其较强的刺激作用，敷贴后促使发泡，借以达到治疗目的。一般可用于治疗关节痛、口眼㖞斜，或配合其他药物治疗哮喘等症。

### 2．蒜泥贴敷

将大蒜（紫皮蒜为佳）捣烂如泥，取3～5g贴敷于穴位上，敷灸1～3小时，以局部皮肤发痒发红起泡为度。如敷涌泉穴治疗咯血，敷合谷穴治疗扁桃体炎，敷鱼际穴治疗喉炎；取养老穴治牙痛；取涌泉穴治咳血、衄血，用大蒜擦脊背治痨瘵等。

### 3．斑蝥贴敷

将芫青科昆虫南方大斑蝥或黄黑小斑蝥的干燥全虫研末，用醋或甘油、酒精等调和。使用时先取胶皮一块，中间剪一小孔，如黄豆大，贴在施灸穴位上，以暴露穴位并保护周围皮肤。将斑蝥粉少许置于孔中，上面再贴一层胶布固定即可，以局部起泡为度。可治疗癣痒等。

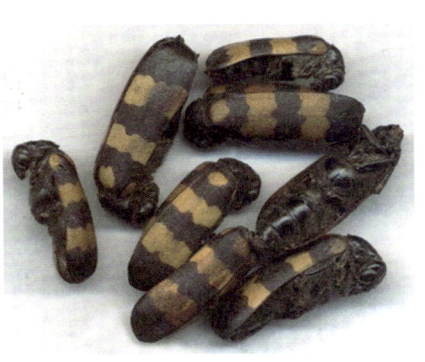

图59　斑蝥

### 4．威灵仙贴敷

取威灵仙叶（以嫩为佳）捣烂成糊状，加入少量红糖搅匀备用。贴敷取天容穴治扁桃体炎，取身柱穴治百日咳；取太阳穴治急性结膜炎；取足三里穴治痔疮下血。

### 5．吴茱萸贴敷

取吴茱萸制成粉末，用陈醋调和。贴敷于脚底涌泉穴，可治疗小儿水肿。

使用穴位贴敷疗法的过程中，要注意几点：敷药后要注意固定，以免药物移动或脱落；能引起皮肤发泡的药物不宜贴敷面部；刺激性强、毒性大的药物，贴治穴位不宜过多，每穴贴敷的面积不宜过大，贴敷的时间不宜过长，以免发泡面积过大或发生药物中毒；对久病体弱以及有严重心脏、肝脏等疾病的患者，使用药量不宜过大（特别是利水药物和一些有毒药物），敷贴时间不宜过长，以免患者发生呕吐、眩晕等；孕妇、幼儿避免贴用刺激性强、毒性大的药物；皮肤过敏的病人不宜使用本法。

## 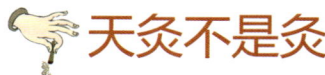 天灸不是灸

谈到穴位敷贴疗法，不得不提"天灸"。

### 天灸治病，历史悠久

天灸疗法是由古代冷灸疗法演变而来，是中医传统的外治疗法之一。它虽称"灸"，却不是前面所介绍的艾灸法，实质上是一种独特的药物敷贴疗法，也称"药物发泡"或"敷贴发泡"。它选择在特定的时间里（一般是三伏天、三九天），借助药物对穴位的刺激，使局部皮肤发红充血，甚至起泡，从而激发经络、调整气血而达到防治疾病的目的。它结合了经络穴位、药物及时间疗法的协同作用，因为该疗法不用艾火灸但治疗时局部皮肤有类似艾灸的反应（灼热发红、发泡），其作用也相似，故人们习惯称为天灸，也称自灸、敷灸。

天灸治病，历史悠久。早在战国时期的帛书《五十二病方》中，就有以芥子泥敷百会发泡，以治疗毒蛇咬伤的记载。天灸疗法最早文字记载见于南北朝（即公元 420—589 年）宗懔撰著的《荆楚岁时记》中，书云："八月十四日，民并以朱水点头额，名为天灸。"唐代孙思邈的《千金翼方》记载："治瘰疬未溃者，宜天灸，毛茛鲜者捣泥，缚疬上，帛束之，俟发泡弃之。"宋代王执中《针灸资生经》卷三中记载："乡居人用旱莲草捶碎，置在手掌上一夫，当两筋中，以古文钱压之，系之以故帛，未久即起小泡，谓之天灸，尚能愈疟。"并详细描述了用毛茛叶、芥子泥、旱莲草、斑蝥等药物敷贴某些部位刺激皮肤发泡治疗有关疾病。可见当时天灸已成为一种行之有效的治疗方法。天灸疗法治疗哮喘的文字记载是在清朝初期张璐著《张氏医通》夏日"三伏"中，用白芥子涂法防止哮喘复发。

近 20 多年来，国内的大型中医院陆续推出了三伏、三九天灸治疗。近些年，随着都市人免疫力的下降、保健意识的加强，越来越多的人开始认同和接受天灸疗法。每年随着小暑的到来，传统的"冬病夏治"在各中医院或中医门诊火爆升温，不少白领也赶"晚场"去医院接受三伏天灸治疗。由于天灸能调理虚寒体质，

对虚寒型哮喘及上呼吸道疾病频频发作患者有较好的预防作用，可借助高温天除去体内的"寒气"，从而改善身体状况，因此有人也将天灸疗法戏称为中医的"免疫针剂"，尤其是哮喘病人的免疫针。

那么，天灸为什么有如此独特的疗效呢？下面就让我们来了解一下天灸治病的道理吧。

## 冬病夏治

天灸疗法以中医经络理论为依据，选择温肺散寒、化痰平喘的中药研成细末，用姜汁调成糊状，制成药饼，直接贴敷在患者背部的穴位上，可使药物持续刺激穴位，通过药物的透皮吸收和经络腧穴的共同作用直接影响到相关脏腑。

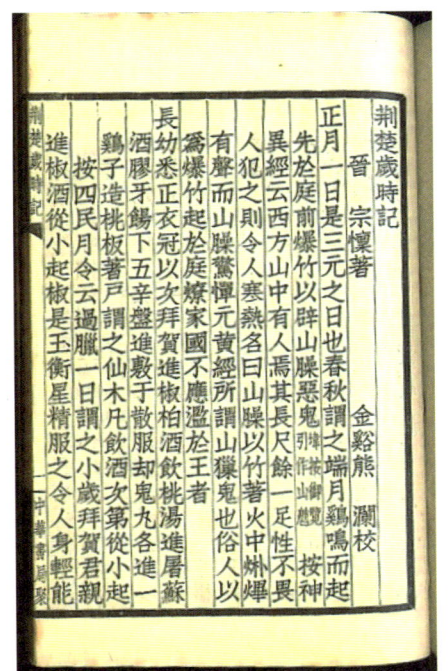

图60 《荆楚岁时记》书影，该书是最早记录天灸疗法的古籍

天灸使用的药物大多具有较强的刺激性，对局部产生强烈刺激，一方面会使血流加快，达到活血行气、消肿散结的作用；另一方面药物敷于表皮产生的热效应可起到温经通络、祛寒除湿、通痹止痛、调节脏腑功能的作用，既可改善临床症状，又可提高机体免疫力。其作用机理主要有以下几方面：

1．**局部组织刺激。**天灸所采用的药物大都带有较强的刺激性，有使皮肤发泡的作用，可使局部血管扩张，促进血液循环，改善周围组织营养，从而起到清热解毒、消炎退肿的作用，甚者发泡化脓，使渗出液增加，消炎退肿的效果更佳。

2．**经络穴位调节。**根据中医脏腑经络相关理论，穴位通过经络与脏腑密切相关，不仅能反映各脏腑生理或病理机能，同时也是治疗五脏六腑疾病的有效刺激点。天灸疗法，刺激和作用于体表腧穴相应的皮部，通过经络的传导和调整，纠正脏腑阴阳的偏盛或偏衰，改善经络气血的运行，对五脏六腑的生理功能和病理状态产生良好的治疗和调整作用，使其趋于平衡，达到消除疾病的目的。

3．**药物的药理作用。**天灸药物透过特定腧穴的皮肤，其有效成分通过血液循环直达病变部位，发挥其药理效应。更重要的是药物通过经络腧穴吸收、传输、利用的同时，经络腧穴对药物刺激做出较强反应，将药物作用放大，其疗效是经络腧穴与药物两者共同作用的结果，它们之间相互激发、相互协同，作用叠加。

**4．神经调节作用。** 天灸主要通过药物使作用部位皮肤上的各种神经末梢进入活动状态，从而改善组织器官的功能活动，达到防病治病的目的。

**5．免疫机能作用。** 通过神经反射作用，激发机体的调节功能，从而调整和增强人体免疫功能。

有人也许会奇怪，既然天灸是一种药物敷贴疗法，为什么只选择在三伏天或三九天进行天灸治疗呢？

我们说，天灸治疗疾病病虽然一年四季皆可运用，但多在"三伏天"集中治疗。这是因为中医学认为，夏天环境温度高、人体阳气趋于体表，对刺激性药物较为敏感，容易产生反应而获得发泡效果。同时，三伏天是夏季天气最热，气温最高，阳气最盛的阶段，在这一阶段，人体腠理疏松，经络气血流通，有利于药物的渗透与吸收。根据五行与脏腑的相关理论，三伏天中的初、中、末伏属"庚"日，而庚日又与肺金有关，庚对应于大肠，大肠与肺相表里。根据中医"冬病夏治"的理论，对支气管哮喘、过敏性鼻炎、慢性支气管炎等在冬天容易发作的宿疾，宜在阳气旺盛的夏季进行预防和治疗，以减轻其在冬季发作时的症状和病情。加上天灸选穴讲究，通常选取有温经散寒、化痰平喘作用的膀胱经及督脉腧穴进行敷贴，具有扶正祛邪的作用，可以起到很好的防病治病的效果。

传统的三伏天灸疗法以其高效、安全、经济、副作用小为广大患者所普遍认可，得到越来越广泛的推广应用。天灸治病重在预防和调理体质，通过贴药后增强机体非特异性免疫机能，改善机体的反应性，增强抗病能力，通过体质的改善，能够减轻疾病的症状或发作次数。

现代医学对支气管哮喘、过敏性鼻炎、慢性支气管炎等慢性顽固性呼吸系统疾病的治疗方法主要是脱敏疗法和药物疗法两种，然而脱敏疗法由于存在适应证有限，且不能改善气道炎症反应，副作用较大，会诱发哮喘，甚至造成过敏性休克等弊端，其应用已日益减少。药物疗法则存在对部分病人效果不佳或容易复发，长期大量使用激素类药易引起合并症，在儿童使用吸入剂易出现吸入量不易控制，使用不当易损伤气道黏膜甚至产生一定的肾上腺皮质功能抑制等问题。天灸治疗支气管哮喘临床疗效确切，特别是在减少激素用量、延长缓解期方面功效显著。有天灸疗法课题组曾对1990—2002年运用天灸疗法治疗的19917例支气管哮喘患者的临床疗效进行过系统研究，结果显示总有效率为94.56%。

随着处方及剂型的不断改良，天灸疗法已经日臻完善。现在，天灸常用于防治疾病主要包括以下三方面：一是呼吸系统疾病，如支气管哮喘、过敏性鼻炎、慢性支气管炎、体虚感冒等；二是消化系统疾病，如慢性胃炎，胃、十二指肠溃疡，各类慢性胃、肠功能失调，慢性结肠炎等等；三是慢性疼痛性疾病，如颈椎病、腰椎病、各类关节疼痛等。

## 天灸有讲究

实施三伏天灸，贴药多选取麻黄、元胡、白芥子、甘遂、细辛、麝香等药物，按比例研末，用时以姜汁调成膏状，用胶布将块状药膏贴于穴位上。

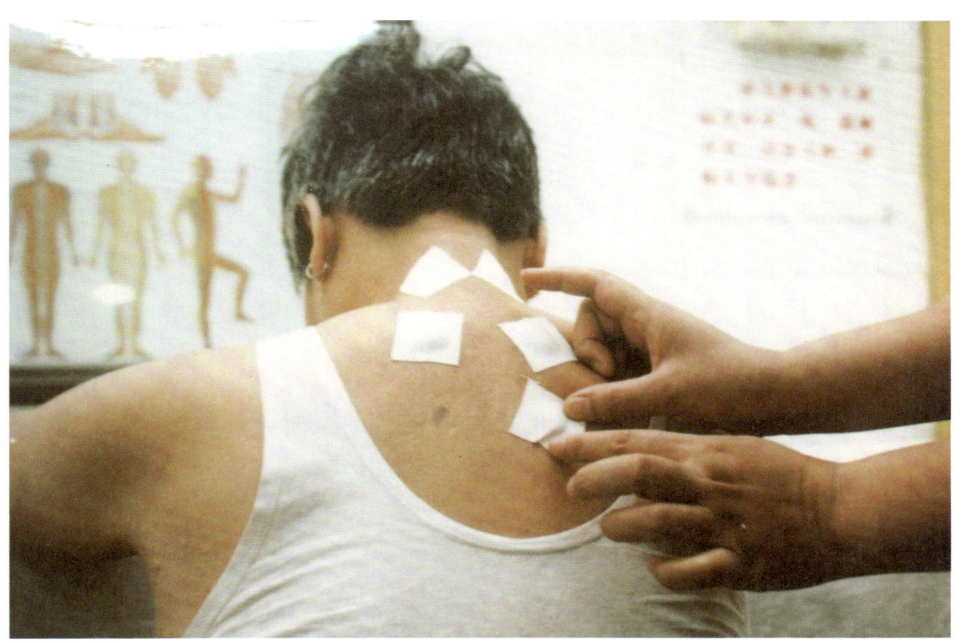

图61　很多医院在三伏天都会为群众进行天灸

三伏天灸每伏各贴药一次，一般选取背部督脉、膀胱经穴位为主，初伏、中伏、末伏各取的穴位都有所不同。贴药时间成人一般3～4小时，儿童1～2小时，由于各人皮肤耐受情况不一样，具体的时间因人而宜。一般贴药后皮肤有发热感、灼痛感，但以能耐受为度。敷贴之后，一般人的局部皮肤都会有灼热和红润，如果穴位上的皮肤起泡，对机体的免疫激活会更强，效果会更好，证明所贴药物已由皮肤渗入穴位经络，通过经络气血直达病处。但发泡造成的皮损会留下色素沉着，影响美观，故现在敷贴一般不提倡起泡，尤其是年轻女性或小儿。贴药后如皮肤出现水泡，应注意保护好创面，避免抓破引起感染。一般的水泡以消毒的针刺破，用消毒棉签吸干渗出液即可，一般不用特别处理。若患者自己没把握时也可回贴药医院去处理。

贴药后10个小时内禁洗冷水澡，同时禁食生冷刺激性食物如冰冻水果、冷饮、雪糕以及煎炸、辛辣刺激性食物。少食易"发"食物，如海鲜、虾、牛肉、鸭、鹅等，不吃肥甘厚腻、生痰助湿的食品，以免影响治疗效果。

三伏贴药时间除了三伏天（庚日）贴药外，在三伏天的次日（辛日）贴药治疗，也可以获得较满意的疗效。因此一般医院均会安排在每伏的次日为因事错过贴药的患者补贴当伏的药。需要指出的是，天灸并非适合以上患病的所有人群，主要对虚寒体质者疗效最佳，对阴虚火旺或实热体质者是不适宜的，同时对患有严重心脏疾患、发热患者或瘢痕体质者、孕妇、年老体弱、皮肤过敏等患者应慎用或禁用。另外，妇女行经期也不宜贴药，否则易造成经量增加或经期延长。三伏天灸既不包治百病，也不能立竿见影，一般以连续贴药3年疗效为佳。另外，由于是以调理体质为主的治疗方法，因此除了贴药治疗外还需结合其他的治疗。如痛证患者应结合针灸、推拿或理疗等，同时还需适当的锻炼；体虚易感和脾胃虚寒患者要注意饮食调理和锻炼等。

近年来，为加强巩固三伏天灸的疗效，各大中医院针灸科陆续开始在每年冬天三九天的时候进行"三九灸"来加强和巩固三伏天灸的疗效。冬季是各类呼吸系统疾病的好发之时，冬天的"三九"天是一年中最冷的时候，此时阳气敛藏，气血不畅，皮肤干燥，毛孔闭塞，在三九天行天灸疗法贴敷穴位，能温阳益气，健脾补肾益肺，祛风散寒，起到通经活络止痛的功效。

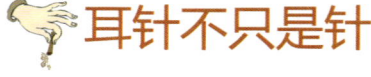 耳针不只是针

耳针，是指使用短毫针针刺或其他方法刺激耳穴，以诊治疾病的一种方法。

它在针灸家族中，可是一个新生事物，迄今只有几十年的历史。不过，它所应用的原理，仍然离不开传统的中医理论和经络知识。

## 耳穴的发现

中医自古认为，耳与全身的脏腑经络均有密切的关系。在手足六阳经经脉循行中，有的直接入耳中，有的分布于耳廓周围。手足六阴经经脉循行，虽不直接上行至耳，但通过各自的经别与阳经相合，间接地上达于耳。所以，《黄帝内经》说："耳者，宗脉之所聚也。"

正因为五脏六腑的经脉都通过耳朵，所以耳朵和人体的五脏六腑都有联系。按照经络和针灸医学的原理，如果刺激耳朵的特定部位，就可以达到治疗脏腑疾病的目的。

事实也正是这样，现代中医学者们在耳朵上发现了很多穴位。耳朵上的穴位称作耳穴。耳穴在耳廓上的分布有一定的规律，一般与头脑、面部相应的耳穴多分布在耳垂和对耳屏；与上肢相应的耳穴多分布在耳舟；与躯体和下肢相应的耳穴多分布在对耳轮体部和对耳轮上下脚；与腹腔脏器相应的耳穴多分布在耳甲艇；与胸腔脏器相应的耳穴多分

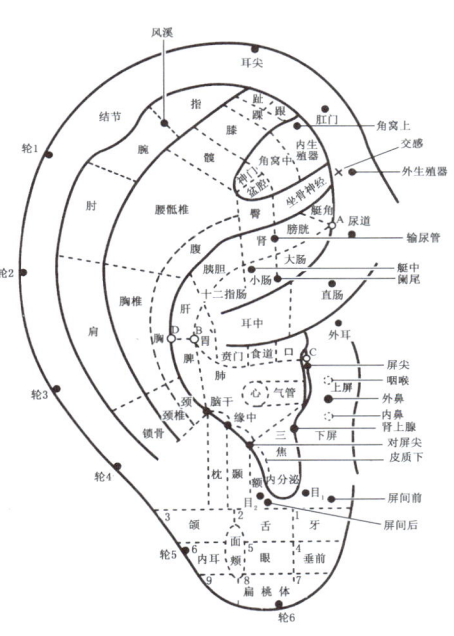

图62　耳穴图

布在耳甲腔，与消化道相应的耳穴多分布在耳轮脚周围；与耳鼻咽喉相应的耳穴多分布在耳屏四周。

人体有病时，往往会在耳廓上的一定部位出现各种阳性反应，如相关部位的耳穴电阻值下降，痛阈值降低，皮肤色泽、形态改变等。耳廓上耳穴部位的阳性反应，既是辅助诊断的依据，也是治疗疾病的刺激点，因而探查阳性反应点是正确使用耳穴诊治的重要操作内容。

耳穴探查方法很多，常用的有：①望诊法。即用肉眼或放大镜在自然光线下，

直接观察耳廓皮肤有无变色、变形等征象，但应排除色素痣、冻疮及随生理变化而出现的反应等假阳性点。②压痛法。即用弹簧探棒等在与疾病相应的部位由周围向中心，以均匀的压力仔细探查。当患者出现皱眉、眨眼、呼痛、躲闪等反应，且与周围有明显差异者，可作为诊治时参考。③电测法。即用耳穴电子探测仪器，测定皮肤电阻、电位、电容等变化，如电阻值降低、导电量增加，形成良导点者，可供参考。临床应用时，几种探测法应互相参照，有机结合，才能全面了解阳性反应点的位置与变化，为耳针诊治提供依据。

耳针法临床常用的处方选穴原则主要有：①按部处方选穴法，即根据病人患病部位，选取相应耳穴，如胃病取胃穴、目病取眼穴，肩痹取肩关节穴等。②辨证处方选穴法，根据藏象、经络学说，选取相应耳穴，如骨痹、耳聋耳鸣、脱发等取肾穴，因肾主骨，开窍于耳，其华在发，故取肾穴主之；又如偏头痛，属足少阳胆经的循行部位，可取胆穴治之。③根据现代医学理论取穴法，如月经不调取内分泌穴，消化道溃疡取皮质下、交感穴等。根据临床实践经验取穴法，如神门穴有较明显的止痛、镇静作用，耳尖穴对外感发热、血压偏高等有较好的退热、降压效果等。上述耳针处方选穴原则，既可单独使用，亦可配合互用。选穴时要掌握耳穴的共性和特性，用穴要少而精。

## 压耳穴，巧治病

耳针的操作方法有多种，在定准耳穴后，可以用毫针刺法、电针法、埋针法、放血法等，这些都需要较为专业的知识，一般不主张自行操作。但有一种利用耳穴治病的方法叫压籽法，却简便易行，人们不妨学习掌握。

压籽法指选用质硬而光滑的小粒药物种子或药丸等贴压耳穴以防治疾病的方法。此法安全、无创、无痛，且能起到持续刺激的作用，易被患者接受。此法适用于耳针治疗的各种病症，特别适宜于老人、儿童、惧痛的患者和需长期进行耳穴刺激的患者。

压籽法所用材料可因地制宜，植物种子、药物种子、药丸等，凡是具有表面光滑、质硬无副作用、适合贴压穴位面积大小的物质均可选用，王不留行籽、油菜籽、莱菔子、六神丸、喉症丸、绿豆、小米等植物药物种子和小药丸等都可以。复杂一点可以与磁疗相结合，用磁性小珠作工具，现代较常用的是王不留行籽，在医药商店也有售。

操作方法是先在耳廓局部消毒,将材料黏附在0.5cm×0.5cm大小的胶布中央,然后贴敷于耳穴上,并给予适当按压,使耳廓有发热、胀痛感(即"得气")。一般每次贴压一侧耳穴,两耳轮流,3天1换,也可两耳同时贴压。在耳穴贴压期间,应嘱患者每日自行按压数次,每次每穴1~2分钟。

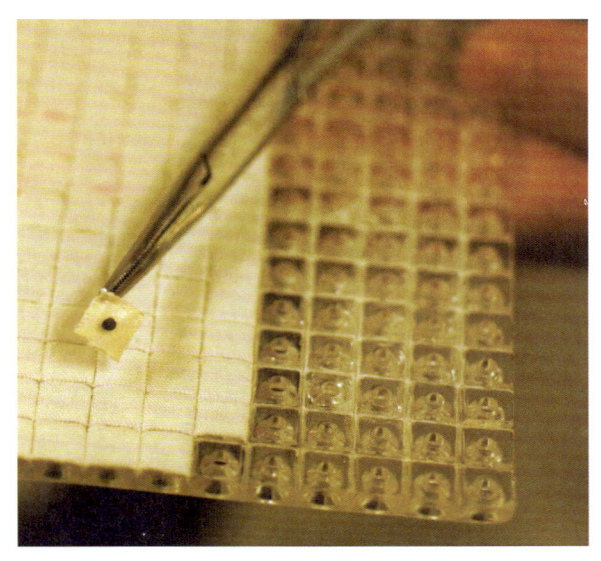

图63　王不留行籽

使用此法时,应防止胶布潮湿或污染；耳廓局部有炎症、冻疮时不宜贴压；对胶布过敏者,可缩短贴压时间并加压肾上腺、风溪穴；按压时,切勿揉搓,以免搓破皮肤,造成感染。临床应用中,也有根据病情需要选用一些药液将王不留行籽或其他压耳的种子浸泡,可起到压耳与药物的共同治疗作用以提高疗效。

若无合适工具,或为求方便,也可以采取在耳穴上经常局部按压的方式。即在耳廓不同部位用手进行按摩、提捏、点掐以防治疾病的方法,常用的方法有自身耳廓按摩法和耳廓穴位按摩法。前者包括全耳按摩、手摩耳轮和提捏耳垂。

全耳按摩,是用两手掌心依次按摩耳廓腹背两侧至耳廓充血发热为止；手摩耳轮,是两手握空拳,以拇食两指沿着外耳轮上下来回按摩至耳轮充血发热为止；提捏耳垂,是用两手由轻到重提捏耳垂3~5分钟。以上方法可用于多种疾病的辅助治疗和养生保健。耳廓穴位按摩法是医生用压力棒点压或揉按耳穴,也可将拇指对准耳穴,食指对准与耳穴相对应的耳背侧,拇食两指同时掐按。此法可用于耳针疗法的各种适应证。

压耳穴在临床治疗的疾病很广,不仅用于治疗许多功能性疾病,而且对一部分器质性疾病,也有一定疗效。较适合耳针治疗的疾病有:

1. 各种疼痛性疾病。如对头痛、偏头痛、三叉神经痛、肋间神经痛、带状疱疹、坐骨神经痛等神经性疼痛；扭伤、挫伤、落枕等外伤性疼痛；五官、颅脑、胸腹、四肢等各种外科手术后所产生的伤口痛；麻醉后的头痛、腰痛等手术后遗痛，均有较好的止痛作用。

2．各种炎症性病症如急性结膜炎、中耳炎、牙周炎、咽喉炎、扁桃体炎、腮腺炎、气管炎、肠炎、盆腔炎、风湿性关节炎、面神经炎、末梢神经炎等，有一定的消炎止痛功效。

3．对一些功能紊乱性病症如眩晕症、心律不齐、高血压、多汗症、肠功能紊乱、月经不调、遗尿、神经衰弱、癔症等，具有良性调整作用，促进病症的缓解和痊愈。

4．对过敏与变态反应性病症如过敏性鼻炎、哮喘、过敏性结肠炎、荨麻疹等，

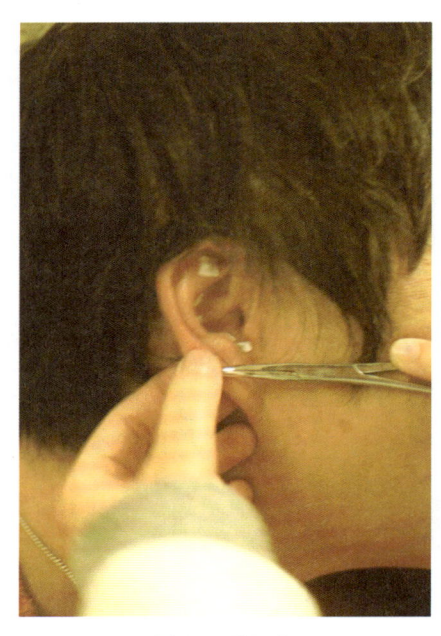

图64　贴耳穴

能消炎、脱敏、改善免疫功能。

5．对内分泌代谢性病症如单纯性甲状腺肿、甲状腺功能亢进、绝经期综合征等，有改善症状、减少药量等辅助治疗作用。

6．对一部分传染病症如菌痢、疟疾、青年扁平疣等，能恢复和提高机体的免疫防御功能，加速疾病的治愈。

7．对各种慢性病症如腰腿痛、肩周炎、消化不良、肢体麻木等，有改善症状、减轻痛苦的作用。也能用于预防感冒、晕车、晕船，以及预防和处理输血、输液反应。还可用于戒烟、减肥，国外还用于戒毒等。

使用耳穴治病要注意以下事项：严格消毒，防止感染；耳廓上有湿疹、溃疡、冻疮破溃等，不宜用耳穴治疗；有习惯性流产的孕妇禁用耳针治疗；妇女怀孕期间也应慎用，尤其不宜用子宫、卵巢、内分泌、肾等穴；对年老体弱者、有严重器质性疾病者、高血压病患者，治疗前应适当休息，治疗时手法要轻柔，刺激量不宜过大，以防意外；耳针法亦可能发生晕针，应注意预防并及时处理。

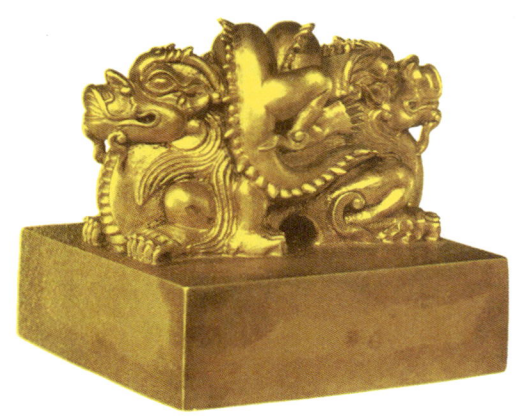

# 6 按一按，身体安

—— 神奇的推拿按摩

按摩是人类最古老的一种外治疗法。其专业术语称推拿，按摩是民间俗称，两者常可独立使用，也可合称为推拿按摩。

推拿按摩，现代社会非常常见。不过中医推拿按摩与社会上一般的保健按摩不完全一样，它更注重通过手法施术于经络穴位上，起到更好的疏通经络、运行气血、平衡阴阳的效果，从而增强人体自身的抗病能力，达到养生保健的目的。根据功能，还可分为正骨按摩、伤科按摩、小儿按摩、经络按摩、脏腑按摩、急救按摩、保健按摩、点穴按摩等多种。其中，正骨按摩和伤科按摩技术难度高、专业性也很强，这里就不具体介绍了。其他的几种按摩方法，人们有一定了解的话，在生活中也可以带来一定的便利。

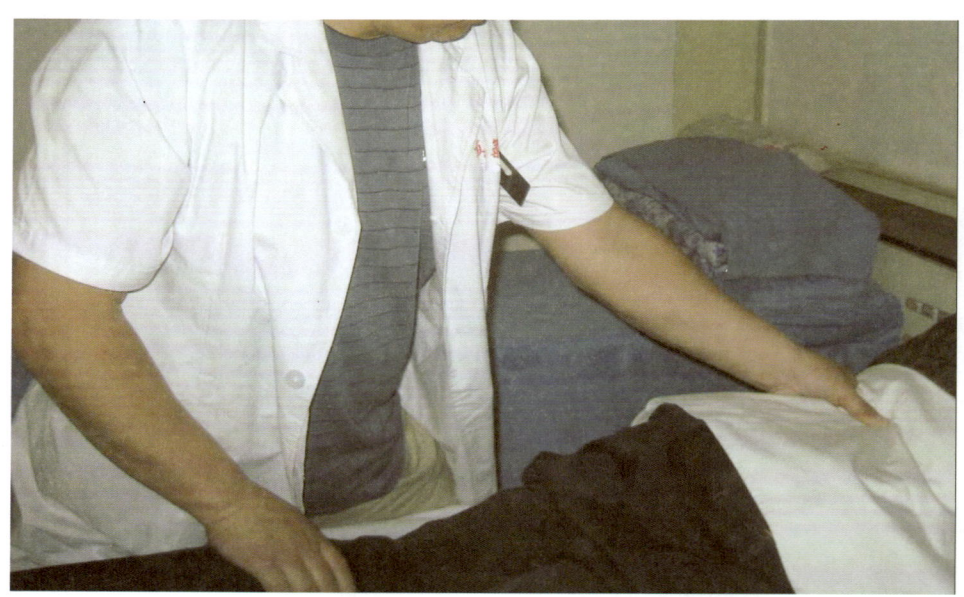

图65　中医按摩不同于一般的保健按摩

## 赤手空拳能治病

### 按摩源于"导引"术

推拿按摩是在古代"导引"、"按跷"的基础上逐渐发展而来的。远在两千多年前的春秋战国时期，按摩疗法就被广泛应用于临床实践。我国最早的医学著作，秦汉时期的《黄帝内经》记载了按摩可以治疗痹症、面瘫、胃脘痛等病，并明确论述了按摩具有散寒、行气、活血的作用，通过按摩手法的作用，可使寒气流散、气血通畅，从而达到止痛的效果，还详尽记述了按摩治疗高热的操作手法及原理。

魏、晋、隋唐时期，按摩治疗的范围逐渐扩大。晋代医家葛洪在《肘后方》中记载了指针疗法抢救昏迷不醒的病人，捏脊疗法治疗小儿疳积的案例。隋代《诸病源候论》把摩腹法作为一种保健按摩。这一时期，形成了骨伤推拿法的雏形。推拿按摩作为一种医学疗法传入朝鲜、日本、印度等国家。

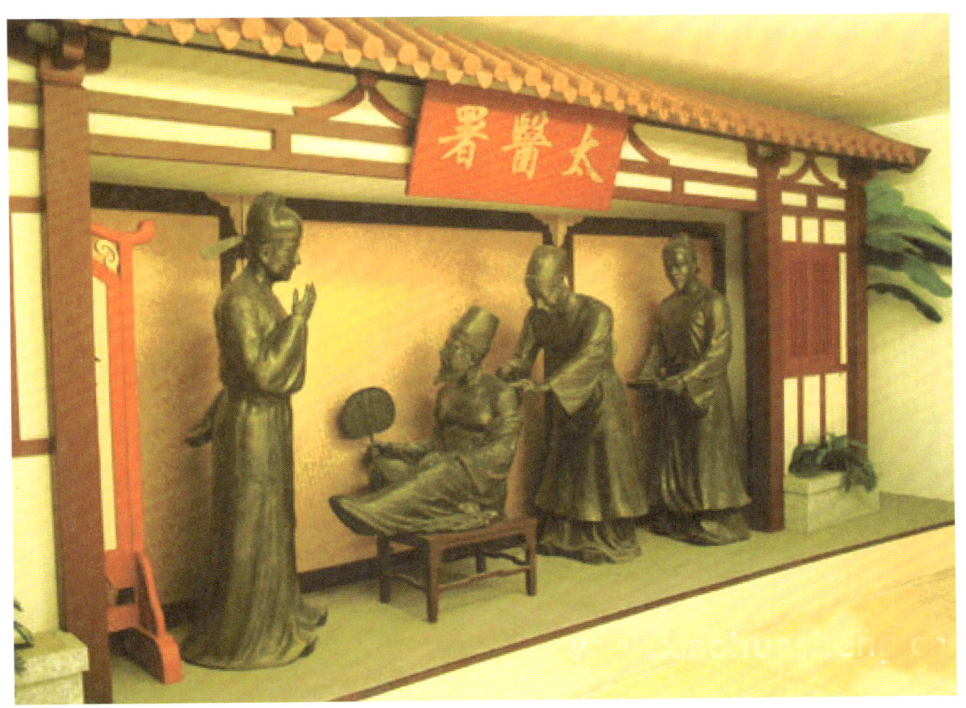

图66　唐代盛行按摩，太医署设有按摩专科

宋、金、元时期，按摩治疗应用的范围更加广泛。宋代医生庞安运用推拿按摩法催产，苏轼、沈括撰写的《苏沈良方》中记载了用掐法治疗新生儿破伤风。金元四大家之一的张从正将推拿按摩列为汗法之一。

明代是小儿推拿按摩体系形成和发展的鼎盛时期。清代对推拿治疗伤科疾病做了较系统的总结。民国时期，尽管推拿按摩术处于发展的低潮，但这一时期却是承上启下，形成学术流派的关键时期。新中国成立后，推拿按摩得到了前所未有的发展，推拿按摩在内、外、妇、儿、伤、五官、保健等各科中广泛应用。

目前国内研究推拿按摩的方向包括：推拿按摩手法生物力学原理研究、推拿镇痛机理研究、推拿对改善微循环的作用、推拿抗衰老机理的研究、推拿文献的整理和研究等。

## 按摩治病的原理

按摩的医疗作用即使在今天也会经常见到。如晕车晕船呕吐，很多人都懂得通过按压手部的内关穴、合谷穴可止呕；再如有人急性胃痛发作，身边没药可用，有略懂按摩者帮其按压足三里、梁丘穴后竟然疼痛大减。按压腿部，却能神奇止胃痛，这些事情都挺让人费解：按摩为什么能治病呢？

中医学认为，按摩之所以能治病是因为通过按摩的不同手法和强弱刺激能起到调整脏腑、疏通经络、行气活血、理筋整复的作用。

### 1．调整脏腑

中医认为脏腑是化生气血，通调经络，主持人体生命活动的主要器官。脏腑功能失调后，人体会产生相应的病变，这些病变可以通过经络传导反映在外部，

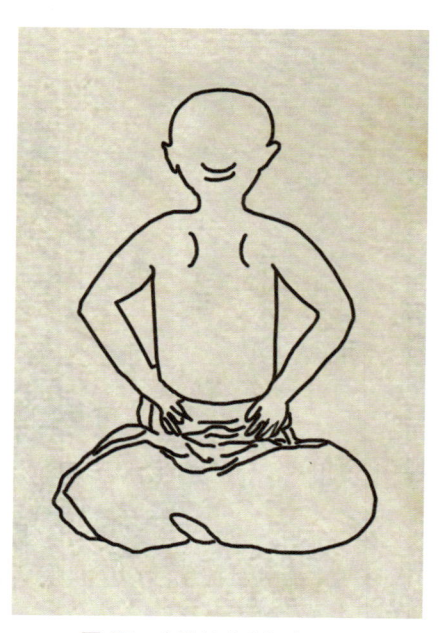

图67　自我按摩命门穴

表现为精神不振、情志异常、食欲改变、二便失调、汗出异常、疼痛等症状。这时按摩可通过一定的手法刺激相应的体表穴位、痛点，通过经络的连接与传导作用，对内脏功能进行调节，从而达到治病的目的。如按揉脾俞穴、胃俞穴可调理脾胃功能，缓解胃肠痉挛，止腹痛；一指禅推法在肺俞、肩中俞穴上作用能调理肺气、止哮喘，如肾阳不足擦命门穴可起到温补肾阳的作用；肝阳上亢强刺激点按太冲穴可以平肝潜阳。按摩对脏腑功能的调节作用是双向性的，如点按内关穴可使心动过缓者的心率加快，也可使心动过速者的心率减慢。因此按摩疗法不仅可以调整阴阳、补虚泻实，而且对脏腑功能具有良好的双向调节作用。

## 2. 疏通经络

经络是人体运行气血的通路。人体依赖它使脏腑之间及其与四肢百骸保持动态平衡，使机体与外界环境协调一致。当风、寒、湿等邪气停留在人体内，阻滞经络，经络"不通则痛"，这时通过按摩手法治疗将风寒湿邪引出体外，使瘀阻的经络重新保持通畅，达到"通则不痛"的目的。

## 3. 行气活血

气血是构成人体和维持生命活动的基本物质，是脏腑、经络、组织器官进行生理活动的基础。按摩具有调和气血，促进气血运行的作用。它主要通过三个途径来实现：一是按摩对气血的生成有促进作用。按摩手法刺激调节与加强脾胃的功能，脾胃是"后天之本"、"气血化生之源"，脾胃健旺，则气血化生有源，气血生成有保障。二是通过疏通经络和加强肝的疏泄功能，促进气机的调畅。气血的运行有赖于经络的传注，经络畅通则气血得以通达全身，发挥其营养组织器官、抵御外邪、保卫机体的作用；肝的疏泄功能，关系着人体气机的调畅，气机条达舒畅，则气血调和而不致发生瘀滞。三是通过手法的直接作用，推动气血循行，活血化瘀。按摩对气血运行的促进作用，是通过手法在体表经穴、部位的直接刺激，使局部的毛细血管扩张，肌肉血管的痉挛缓解或消除，经脉通畅，血液循环加快，瘀血消除等来实现的。

## 4. 理筋整复

推拿按摩可以通过手法的作用对筋伤和骨缝错位、紊乱等进行理筋整复，纠正解剖位置的异常，使各种组织各守其位，有利于软组织痉挛的缓解和关节功能的恢复，使经络关节通顺，从而达到治疗目的。这是治疗性推拿按摩的显著特点，必须由专业的医师操作，不属于保健按摩的范畴。

从现代医学的角度理解，推拿按摩治病的机理：一是使局部血管扩张，增加血液和淋巴液等循环，以改善局部组织的营养状态，促进新陈代谢及滞留体液或病理渗出物的吸收；二是诱导深部组织的血液流向体表，或使一部分血液郁滞于局部，或使深部组织充血，以减低体内或其他部位的充血现象，促进病理产生物的消散；三是调节肌肉机能，增强肌肉弹性、张力和耐久性，缓解病理紧张并促进排出有毒代谢产物；四是影响神经机能，使其兴奋或镇静，振奋精神，或解除疲劳，从而达到治疗的目的。

## 按摩手法

如果你有机会去中医院推拿科参观，你会发现诊室内可热闹了，有的推、有的按，有的敲、有的扳，还有医生在病人背上来回踩，推拿按摩手法竟然如此多样。其实，推拿按摩治疗的主要手段是手法，手法在推拿治疗中起着关键的作用。因此推拿按摩对手法是很有讲究的，该推还是按，是补还是泻，不同的人用的力度等都很有讲究。

按摩的基本手法主要有以下几种：

### 1．推法

用手指或手掌在人体某一个部位或穴位上做前后、上下或左右的推动。推法在应用时所用的力量须由轻而重，根据不同部位而决定用力大小。用力大时，作用达肌肉、内脏；用力小时，作用达皮下组织。一般频率50～150次／分，开始稍慢，逐渐加快。推法根据不同的部位和病情可分为拇指推、手掌推、肘尖推、拳推。推法的主要作用是舒筋活血，解痉止痛，增加皮肤强性，促进肌肉生长，消除疲劳和使肌肉放松。

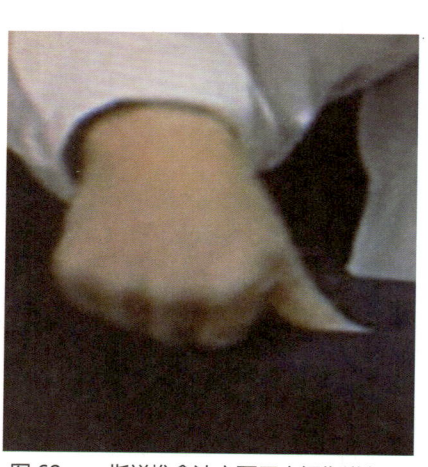

图68　一指禅推拿法主要用大拇指进行

推法中有一种独特手法叫"一指禅推法"，即用大拇指指端的罗纹面着力于穴位或体表一定部位上，通过腕部的摆和拇指关节的屈伸活动来回推按，称为一指禅推法。有时也可用中指推按，施用此法时上肢肌肉放松，沉肩，肘关节微屈，下垂略低于腕，腕关节自然悬屈，往返均匀地摆动，拇指每分钟移动100～200次。此法刺激量中等，适用于全身各部穴位，具有舒通经络、健脾和胃、宽中理气、止痛的功效。

### 2．拿法

用大拇指与食指、中指或大拇指与其余四指相对的提拿一定部位和穴位，做一松一紧的拿捏。动作要有连续性，缓和，不可骤然用力，且要由轻到重。常与其他手法相配合，用于颈部、肩部和四肢等穴。使用拿法时，腕要放松灵活，要由轻到重，再由重到轻。拿法可根据不同疾病、不同部位，采用三指拿、四指拿、五指拿和抖动拿等。速度可快可慢，要有节奏，要连续，不可忽快忽慢，忽轻忽重。拿法的主要作用是缓解肌肉痉挛、调节、兴奋神经，通络散寒、消除疲劳等，具有疏散风寒、解表发汗、舒筋通络、提神开窍的功效。

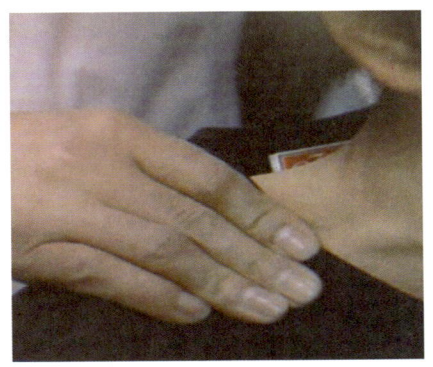

图69　拿法

### 3．按法

用拇指或掌根等部位按压穴位或体表一定部位，深压捻动，逐渐用力。按压的力度可浅到皮肉，深达骨骼、关节和部分内脏处。操作时按压的力量要由轻而重，使患部有一定压迫感后，持续一段时间，再慢慢放松。也可以有节律地一按一松，这种按压法在操作时一定要注意按压的强度与频率，不可过重、过急，应富有弹性。按法有温经、通络、调经行气、健脾和胃的功效。以拇指或中指的指端按压穴位或体表，称指按法，多用于身体的各个穴位。用单掌或双掌交叉重叠按压体表，称掌按法，多用于腰背部、腹部和下肢部位。按法在施术时根据不同部位、不同疾病及不同治疗目的，可分为拇指按、中指按、拳按、掌按、肘按。此外，尚有利用按摩工具按压等。

### 4．摩法

用手掌掌面或食指、中指、无名指腹面附着于体表一定部位上，以腕关节连同前臂作盘旋活动，肘关节微屈，腕部放松，指掌自然伸直，着力部分要随腕关节连同前臂作有节律的抚摩，用力自然，每分钟120次左右，适于胸腹、胁肋部。本法有温中止泻、平肝潜阳、舒经活络、消积导滞、调节胃肠蠕动的功效。

### 5．点法

用拇指的指端或食、中指的第一指间关节着力（屈点法）向需要点的部位上、下、左、右及周围去点，适用于身体体表或穴位处，视其部位情况采取点法。本法有开通闭塞、疏通经络、止痛散寒的功效。

### 6．揉法

用手掌大鱼际、掌根或手指罗纹面，附着于穴位及体表部位上，做缓和轻柔的回旋揉动，称揉法。

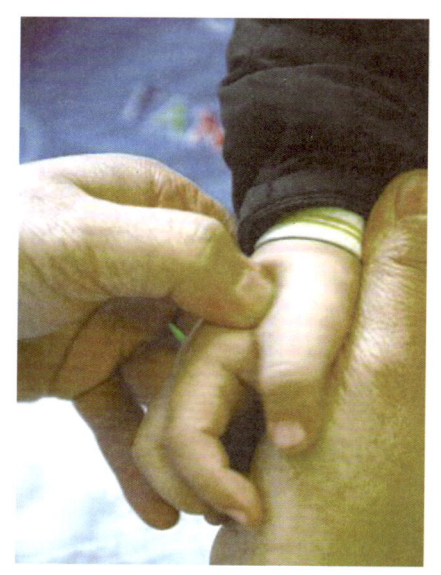

图70　点法常用于点按穴位

以掌根吸于一定部位上，腕部放松，以腕关节连同前臂做小幅度的回旋运动，称掌揉法。压力要轻揉，着力面积较大，每分钟120～160次，刺激舒适缓和，适于治疗腹部胃肠道疾患。

以大鱼际着力，肩臂部放松，以腕关节为主连同前臂做回旋运动，称大鱼际揉法。此法柔和、轻快，适于头面部及前额部位，治疗头痛、头晕、失眠、高血压等疾病。

以手指罗纹面轻按在身体一定部位或穴位，做小幅度的轻柔环旋揉动，称指揉法。常和指按法结合运动，适于头面、腹部、四肢等穴。有和胃、理气、化瘀、消种、醒神等功效。

### 7．拍法

手指自然并拢，掌指关节微屈，以此虚掌拍打体表，称为拍法，其特点为平稳而有节律地拍打患部。适于肩背、腰臂及下肢部位。具有舒筋通络、活血行气的功效。

### 8．捏法

拇指和食指、中指相对，提捏身体某一部位肌肉，用力相对挤压，用力较轻，动作小，可用于头部、颈项部、四肢和脊背。用于脊柱，则称"捏脊"。本法具有行气活血、舒通经络的作用。对消化系统疾病、神经衰弱、月经不调等适宜。

## 胡乱按摩惹祸端

按摩分两种，医疗按摩和保健按摩，前者由医院提供，后者由各种按摩院、美容院等提供。推拿按摩治病保健具有适应证广的特点，但事实上按摩并不能包治百病。胡乱按摩所带来的健康问题绝对不可小视，如果选择错误，胡摩乱按将会惹来祸端。

家住广州市北京路的白先生最近感到脖子痛，于是他来到一家按摩店，一位年轻的姑娘在他的颈部乱按乱压了一通，他第二天觉得脖子更痛了。于是他不得不来到正规医院骨科做检查，经检查后被医生确诊为颈椎间盘突出并脊髓损伤，需住院治疗。杨先生近日扭伤了右脚脚踝，他特地去沐足做手法按摩，但事与愿违，他的症状反而越来越严重，整个左脚都淤青、肿胀、寸步难行，他只好到医院求治。

实际上用于缓解疲劳、舒筋活血的保健按摩和用于治疗疾病的手法推拿按摩是

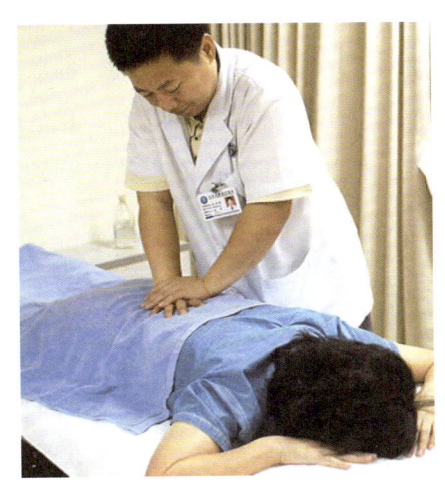

图71　颈椎、腰椎病并非都适合按摩，应由专业医生诊断

两回事。如果仅仅是颈肩酸痛，腰肌劳损，捏一捏，按一按，无妨；但如果已确诊患有骨病，就不能乱按了。像颈椎病，已经确诊的颈椎病，绝对不能乱按。颈椎病可以分为颈型、神经根型、椎动脉型、交感神经型、脊髓型、混合型等类型。其中脊髓型是绝对禁止推拿按摩的，因为椎体内脊髓已经受损，再受压迫肯定会出问题，稍不注意就会使病人瘫痪。椎动脉型颈椎病可选择适当的手法治疗，应由有经验的医师施行，掌握时机，动作宜轻，幅度不能过大。颈椎病至今仍被当作疑难病，就在于其神经结构最为复杂和敏感，颈椎出现问题可引起100多种疾病。在没有明确诊断的情况下，轻易动手推拿按摩，弄不好就会使原有病情加重，严重的可致患者瘫痪。腰椎病做按摩的多，一般情况下都可以按摩。但"中央"型腰椎间盘突出症不能做按摩，道理同脊髓型颈椎病。

据临床总结，以下十类病人不宜做推拿按摩：诊断尚不明确的急性脊柱损伤

伴有脊髓炎症状病人；急性软组织损伤且局部肿胀严重的患者（例如急性脚扭伤）；可疑或已经明确诊断有骨关节或软组织肿瘤的患者；骨关节结核、骨髓炎、老年性骨质疏松症等骨病患者；有严重心、脑、肺病患者；有出血倾向的血液病患者；局部有皮肤破损或皮肤病的患者；妊娠3个月以上的孕妇；有精神疾病，不能和医生合作的患者；各种肘关节疾病及腰椎间盘突出症急性期的患者。

一个好的推拿师必须经过相当长时间的解剖、经络等医学知识学习和推拿手法练习，做到熟悉人体结构，推拿手法扎实。所以，热爱健康的你一定要明确治疗性按摩和保健按摩的区别，凡是治疗性按摩必须到正规的医院，同时自己也应该了解哪些病能选择按摩治疗，哪些不适宜选择按摩治疗。

## 按摩保健益处多

对普通人而言，按摩的保健作用是最实惠的。生活中，"是药三分毒"的道理人们都略懂一些，保健的重要性也心知肚明，但要身体力行起来，却并不容易。有人说煲汤我没时间也不懂，吃保健品好像又不放心，工作忙是身不由己，虽说身体是革命的本钱，但要落实到自己身上，却是空有热情没有行动。保健按摩相对于食疗调理，其好处在于耗费的时间和精力相对较少，随时随地，部分保健方法可自己操作。人体健康最重要的保障有两点：一是脾胃功能健旺，二是全身经络通畅。脾胃健旺则气血生成有保障，经络通畅则气血运行无障碍，健康也就是自然而然的了。为保持经络的通畅，在人体经络通路上有效的按摩刺激无疑是最简单有效的方法了。自我按摩保健的招式极多，我们仅介绍比较有代表性的几种供大家参考试用并验证它的神奇保健功效。

### "梳头洗脸"留青春

人的容颜是一面镜子，很直观地映照着每个人的年轮，脸上没有皱纹、头发乌黑浓密自然会显得青春焕发。"梳头洗脸"按摩法是简单有效的美容方。

"梳头"的方法是，顺着头部经络循行部位从前发际至后发际，先中间后两边，早晚用双手指腹干梳头，同时可配合轻轻敲打头皮。长期坚持可保持头部经络气血的通畅，有效改善头皮的血液供应状况，减少头屑、减少掉发，并促进头发的再生，使头发保持浓密。

"洗脸"的方法是，顺着脸部胃经的走向，以双手掌，从胃经的四白穴开始，往下搓脸至承浆穴至脸部颊车穴后顺面颊部往上至头维穴止，如此反复操作多次。前额部单独用双掌往上推至前发际，反复多次。

胃经是循行于面部的最主要经络，因此胃经也是人体重要的美容经。梳头洗脸的方法可使循行面部的胃经经络保持通畅，经络是人体气血运行的通道，经络的畅通可有效改善面部的血液供应，可使面色保持红润，减少面部和额头皱纹的产生。

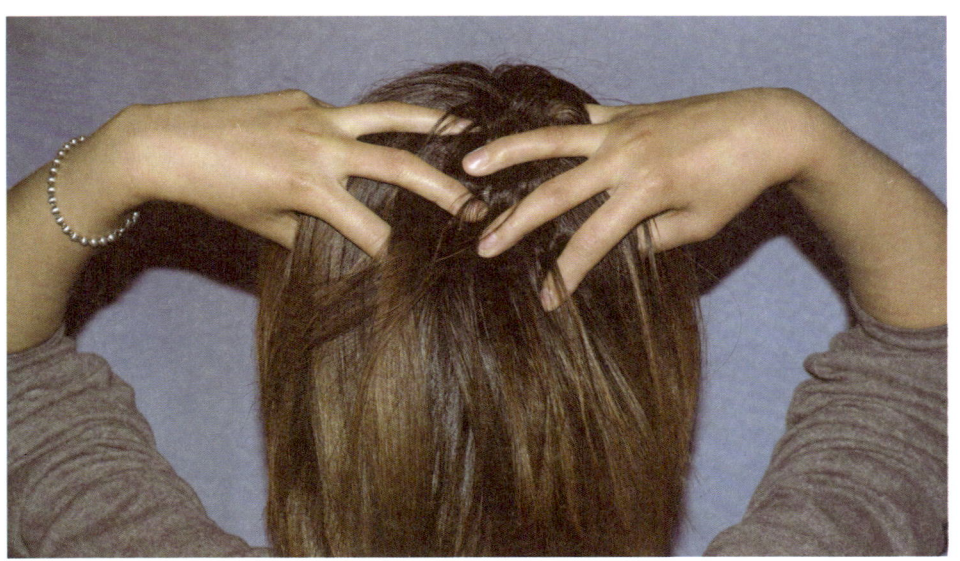

图72　自然梳头按摩头部

## 摩腹清肠胃

五脏六腑是人体生命活动的中枢，人体健康的首要保证是五脏六腑功能健旺。然而，人体的五脏六腑分布在胸腔和腹腔内，不是体表所能触及的，但是因为有了神奇经络的联结，我们也便有了触及和调理脏腑功能的触手，通过按摩体表的相应经络和穴位刺激及调整五脏六腑，使其功能健旺。因此，按摩腹部和背部对于脏腑保健有着非常重要的意义。

先说腹部和背部按摩。

腹为阴，腹部是人体阴经会聚的地方，腹部保健一方面是依据腹部所循行的经络而言，另一方面是根据中医六腑以通降为用的原理而来，腹部按摩保健首推"摩腹法"。

中医历来强调六腑（胃、大肠、小肠、胆、膀胱、三焦）"以通为用"，意思是说六腑是一类盛载的器官，必须保持通畅。以人们日常生活中较易理解的胃和大小肠为例，我们知道胃气上逆、便秘等都是肠腑不畅所导致的，其对人体的危害也是相当大的。五脏六腑当中，脾胃是后天之本，脾主升，胃主降，一个往上运载精微物质（即用以化生血气的精华物质），一个向下运走生产垃圾。人体运送固体垃圾的主渠道是大小肠，它是人体最长的管腔，不仅弯弯曲曲，有升有降，而且其内管壁还是皱皱巴巴的，因此我们把它称为人体最大的藏垢"器官"一点不为过，它也是现代人体各种疾病发生和发展的源头之一。人过中年易发福，而发福的最重要标志就是"大腹便便"，试想垃圾长年堆积，即便不堆成山也成小土堆了。保持肠腑通畅，除了日常饮食要节制外，另外一个简便易行的重要保健途径就是腹部自我按摩，即摩腹推腹法。

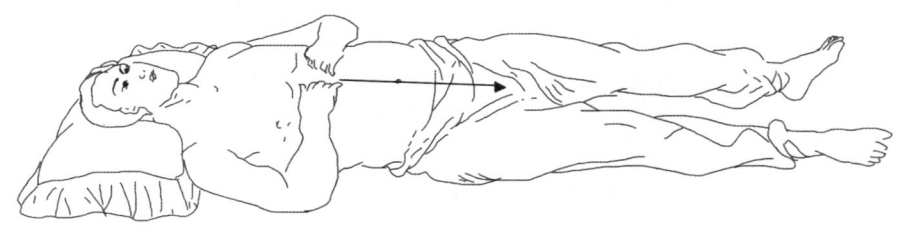

图73　自我摩腹按摩法（仙人摩腹图）

腹部自我按摩的方法是：每天晚上睡觉前、早上起床后或午睡起来时，双手相叠置于腹部，从腹中脐部开始顺时针绕圈摩腹，绕圈时由小到大，用力适中，以自我感觉无不适为度，摩腹3分钟；之后改以推腹，从胃脘部剑突下由上往下推，共推100下即可，时间和次数可因人、因时间而异，不必拘泥于上述要求，总之以手臂不过度劳累、腹部推后无明显不适为度。

腹部是人体阴经会聚之所，脾经、胃经、任脉、肾经纵行于腹部，带脉绕行于脐周。摩腹可有效调节和保障人体六腑以通降为用的特色，改善胃肠功能，预防和治疗习惯性便秘，防止湿浊停留在肠道。每天坚持摩腹推腹保健可清除肠腑堆积的积气、积水、积便，促进肠道蠕动，改善小肠的吸收功能及大肠的排污功能，做到"日清日毕"，不囤积污物在体内，使肠腑保持"传导"之功能本色，扮演好垃圾运送中转站的角色，而不再作垃圾堆积场。

提醒一点，在进行腹部按摩时，经常会出现排气（放屁）或腹中有水声等现象，这些都是正常现象，排气是肠腑通畅的重要标志，而水声则是肠内囤积的水气开始往下走的标志。

## 推背调脏腑

背部保健按摩以推背和捏脊最为常用。

### ——推背法

中医认为背为阳，背部是人体阳经经脉循行之所。督脉、膀胱经均循行经过背部。督脉总督人体一身之阳气，膀胱经背部第一条线上分布着五脏六腑的背俞穴，可调节脏腑的功能，同时，膀胱经也是人体重要的排毒经络。

推背，是沿着背部督脉和膀胱经，用精油或润肤品涂抹后，通过顺经而推并配合点按相应穴位的方法，打通背部经络，刺激背部相应的脏腑的背俞穴，调节脏腑功能，增强身体的抵抗力。通过经络的神奇联系，由外及内，像一个无形之手刺激经络保持通畅、气血运行如常，通过不断的调校使脏腑功能保持在最佳运转状态。

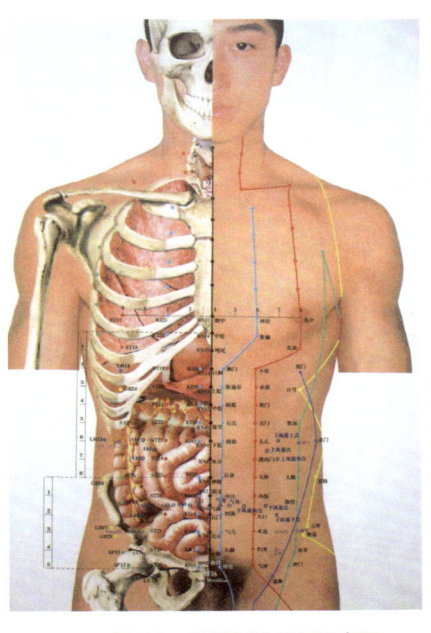

图74　腹部经脉循行示意图

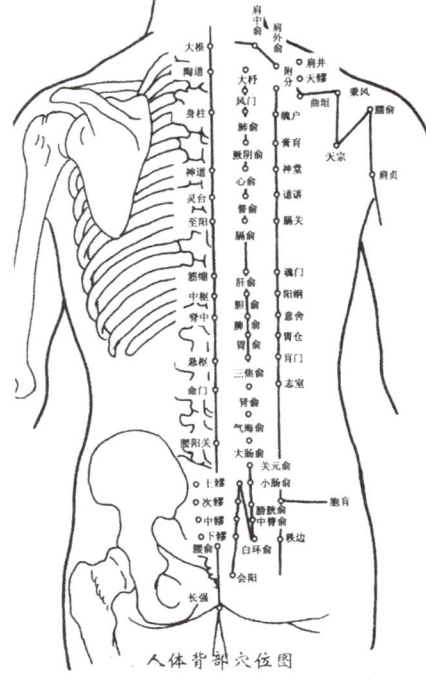

图75　背部经络循行图

——捏脊法

是小儿最常用的保健方法之一，可治疗小儿疳积证。由于小儿疳积很少单独治疗，故我们将捏脊法作为按摩保健的主要方法加以介绍。捏脊法操作简单，具有清肝消积、调理脾胃的功能，此法同时也适用于成人保健。

捏脊法操作：患儿俯卧位，操作者以双手食指顶住脊柱骨正中，双手拇指提拉住皮肤，食指和拇指相互用力，保持皮肤提拉的状态，从尾骨端开始沿着脊柱骨往上走，中间不间断，一直走到后发际边缘，如此反复操作三次。第四次开始，每走一下就向上提拉皮肤一次，力度适中，以患者能耐受为度，一直操作至后发际正中部位。

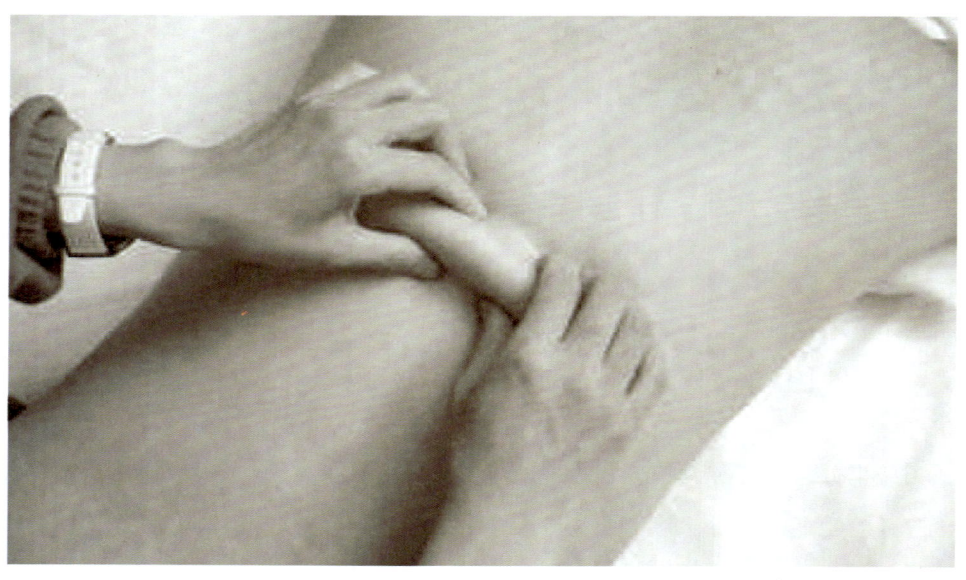

图76 "捏脊法"示意图

## 拍打四肢通经络

前面我们讲到经络通畅是人体健康的重要基础，经络拍打法是最简单有效的刺激经络、保持经气旺盛和通畅的方法之一。人体全身十二条正经，原则上循经拍打都有很好的保健效果。其中拍打胃经、大肠经、胆经保健效果尤其明显。拍打大肠经、胃经，胃肠通畅保平安；拍打胆经，疏肝利胆，调畅气机，促进消化吸收。

拍打大肠经的方法是，每天早上5—7时，沿着大肠经的循行通路，以左手拍打右手，右手拍打左手，两手交替进行，从食指桡侧端商阳穴开始一直拍打到对侧的迎香穴止。

拍打胃经的方法是，每天早上7—9时，先将双手五指指尖并拢，顺经拍打脸部胃经经络和穴位，从四白穴至头维穴。然后松开手指，呈自然张开状，以手指指尖或指腹从颈部、胸部顺着乳中线至腹部沿脐旁开2寸往下拍打。至腿部时可改用拳、掌或其他手势均可，可适当加大刺激量，增加拍打力度，沿下肢外侧前缘一直拍打至脚面，止于第二脚趾端。

拍打胆经的方法是：每于晚饭后散步时，可边散步边拍打胆经的经络。重点可拍打胆经从大腿根部至膝盖的一段。胆经的位置分布在下肢外侧的中线上，大致在裤中线的位置。拍打的力度因人而宜，以自我能承受、被拍打部位不会受伤为度。一般可反复拍打10分钟左右。

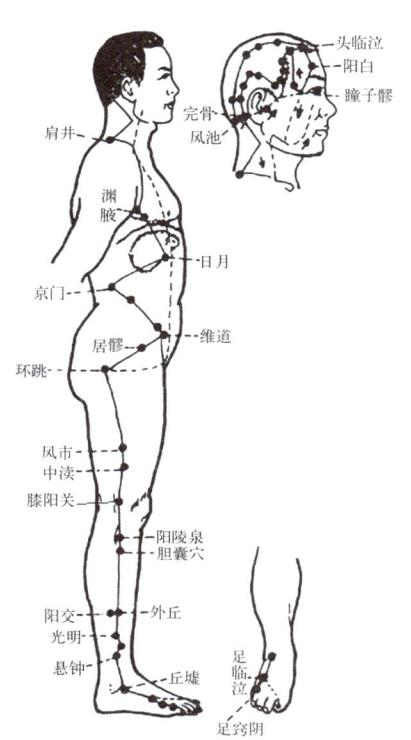

图77　足少阳胆经循行部位

上述操作可反复10～20次不等，个人自行灵活掌握。上述大肠经、胃经时间段按子午流注理论，正好是气血循行至该经的时辰，经气相对较旺，在此时间段拍打刺激的效果会最佳，但实际操作时不一定拘泥于这个时间。

## 巧用按摩能救急

推拿按摩治病范围很广，其治病种类与针灸相接近，横跨内、外、妇、儿骨等各科，其适宜治疗的病种可参考针灸的治疗范围。作为治疗性的按摩，原则上应该在专业的医疗场所由专业医生来操作。但由于按摩操作简便易行，在紧急环境下，按摩出招还是可以解燃眉之急的。在此仅简单介绍几招生活中较实用的简便按摩法。

### ——救晕厥掐人中

这是众所周知民间最常用的急救方法，它适合于一过性的晕厥，如中暑、低血糖／低血压、空气不流通等原因造成的晕厥。方法很简单，只要大力按压人中沟上下 1/3 处的人中穴，同时可结合揉按，主要强调刺激的量一定要大，按压时间一般在几分钟内，如果长时间刺激如超过 10 分钟仍未苏醒者，应尽快送医院，以免贻误病情。

### ——急性胃痛点按梁丘、足三里

现代人有个慢性胃炎是很平常的事，如果饮食稍不注意，突发胃肠痉挛性疼痛很常见。对于这种疼痛，推拿按摩缓解痉挛止痛的效果会很好。方法：取双侧腿部胃经的梁丘穴和足三里穴，大力揉按即可。

### ——晕车晕船揉按合谷、内关止呕

坐车船头晕欲呕时，按压双手的内关和合谷穴可有效减轻症状。按压时力度均匀，以被按者能忍受为度，不拘次数。

### ——急性心绞痛重按内关穴

急性心绞痛发作时，如果身边没有急救药物，那么按压双手内关穴将是很不错的选择。同时可配合循心经、心包经推按。

学习掌握一些推拿按摩知识，凭赤手空拳也可治病强身，那该是一件多美的事啊。

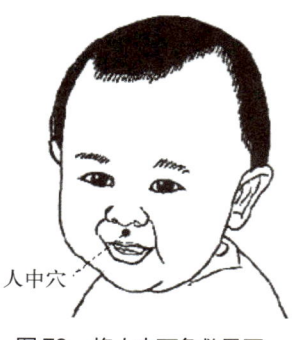

图 78　掐人中可急救晕厥

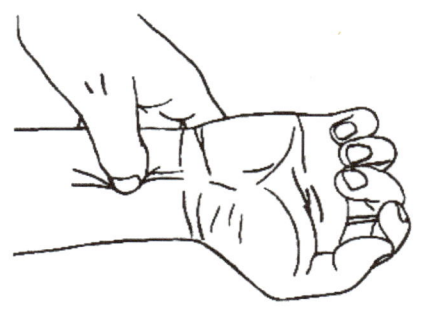

图 79　点按内关可治心脏病

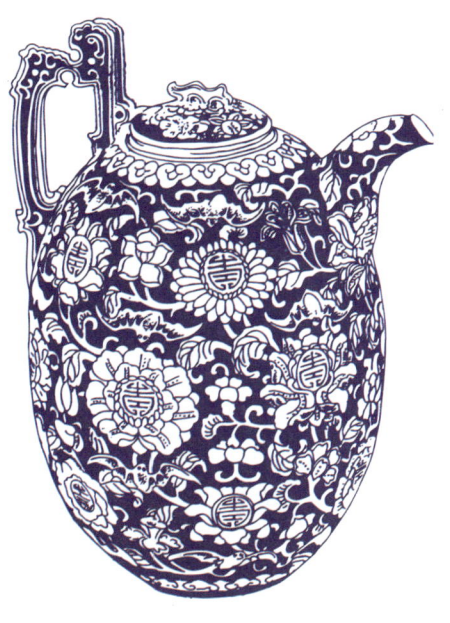

#  碗碗罐罐也治病

—— 神奇的拔罐和刮痧疗法

针灸、按摩、穴位贴敷都是中医学利用经络原理治疗疾病的方法，这些方法因为都不用内服药物，而是仅通过作用于身体的外层表面来治病，所以也叫外治法。

中医外治法的经验是非常丰富的。如果说针灸、按摩、贴穴等治法还比较专业，没经过专门训练的人还轻易不会掌握，那么，另外还有一些外治法就没那么难了，不必有多少医学理论素养，也不必经过非常专业的训练，普通人即可操作。事实上，这类办法在中国的民间流传有很多，因其简单有效，而为中国老百姓的日常保健发挥了很好的作用。这些民间经验也是中医学的重要组成部分。本章即为大家介绍两种最常见的民间外治法——拔罐和刮痧。

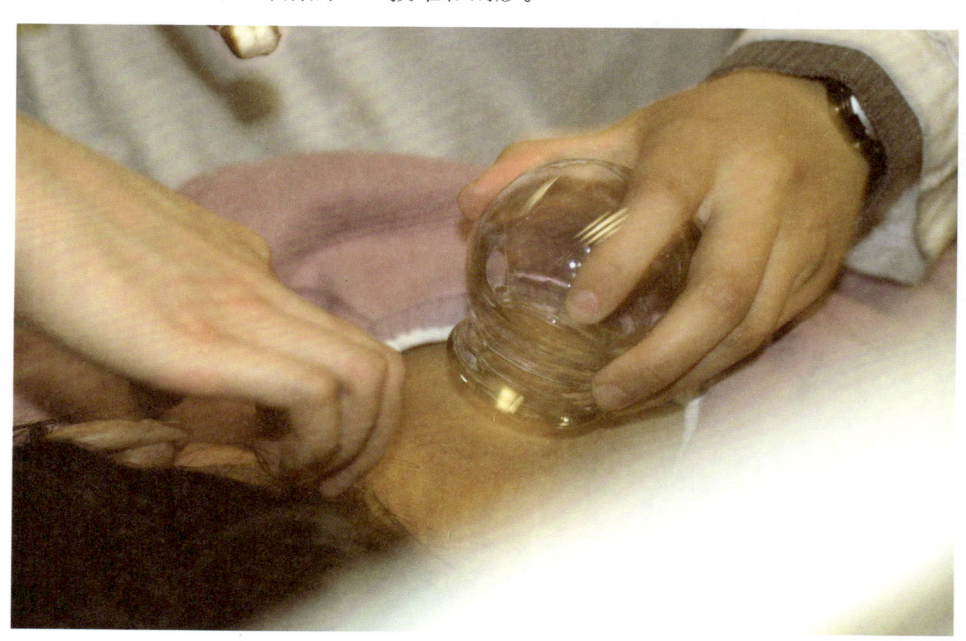

图80　拔罐能治许多疾病

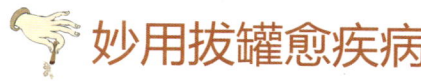

## 妙用拔罐愈疾病

拔罐疗法，也称吸筒疗法，是一种以罐为工具，利用燃火、抽气等方法排除罐内空气，造成负压，使之吸附在腧穴或体表相应部位，造成局部皮肤充血、瘀血，以达到防病治病目的的方法。

## 远古"角法"的魅力

拔罐疗法具有悠久的历史。

古人最早以动物的角作为拔罐工具，所以拔罐疗法在古代又称为"角法"。汉代由于陶土烧制技术的普及，人们多以陶制罐为主。

关于拔罐疗法现存最早的文字记载见于湖南长沙马王堆汉墓出土的古医书《五十二病方》，书中记载了用"角法"来辅助治疗痔疮手术，人们用"角法"吸出痔核以方便医生切除。

"角法"早期最主要的用途是吸血排脓，用来治疗外科疮疡。西晋医学家葛洪在《肘后备急方》中介绍了用"角法"治疗痈肿。

到了唐代，"角法"不仅仅是简单的拔毒排脓术，而是被设立成独立的专科，在理论、操作和临床使用方面均较成熟，得到了太医署的重视。唐太医署设有医、针、按摩、咒禁四科，其中医科类分为体疗（内科）、疮肿（外科）、少小（儿科）、耳目口齿（五官科）、角法（拔罐疗法）五科。

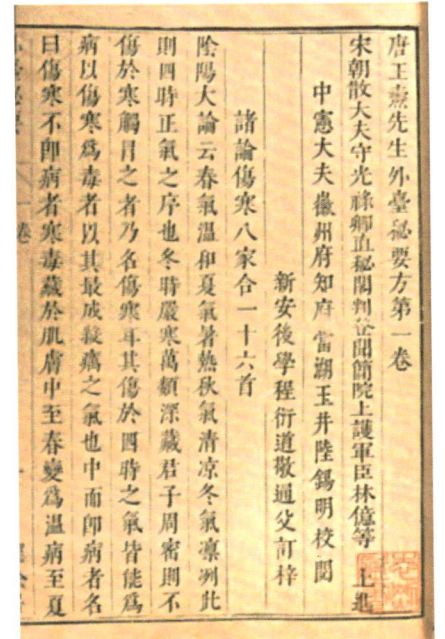

图81　《外台秘要》书影

唐代使用竹罐代替早期的角罐、陶罐。竹罐制作简单，取材方便，轻巧不易打碎。唐代医家王焘在《外台秘要》一书中记载了竹罐制作和以水煮罐的吸拔方法，这也是水罐法的雏形，通过水煮的方法吸拔为后世药物煮罐的发展奠定了基础。

宋代医家们对拔罐法的适应证和禁忌证进行了论述，指出凡红肿高大、阳热实证为"角法"适应证，反之，痈疽初期或阴寒虚证则不宜用此法。

明代对拔罐法有了进一步的发展，拔罐与针、药相结合，开始使用针罐、药罐。此时，随着对外交流的发展，拔罐这一简单实用的方法被推广到了国外，其中朝鲜医家许浚在《东医宝鉴》中就记载了竹筒吸毒法，指出用竹筒法治"痈疽疔疮肿毒及诸般恶疮，吸出脓血恶水，甚佳。"

清代以前，拔罐法虽然在罐具、吸拔方法、药罐、针罐等方面得到了长足的发展和提高，但拔罐法的临床应用仍比较单一，其主要用途仍然只是局限在外科疗疮肿毒等阳热实证。到了清代，拔罐疗法又得到进一步发展，除了吴谦等著《医宗金鉴》详细记载了针药罐的综合疗法外，医家赵学敏在《本草纲目拾遗》中对拔罐疗法的治疗病症、操作方法均作了详细论述，提到了用火罐治疗一切风寒之症，包括风寒头痛、眩晕、风痹、腹痛等。如头痛就拔太阳、脑户或巅顶，腹痛则合于脐上，拔后肉上起红晕，罐中有气水出，风寒尽出，不必服药。吴尚先的《理瀹骈文》中记载了风邪头痛、破伤瘀血、黄疸等内科病的拔罐治疗方法。由此可见，当时拔罐的临床应用已比较广泛和普及，已经从单一的外科病症发展到内科病症的治疗。

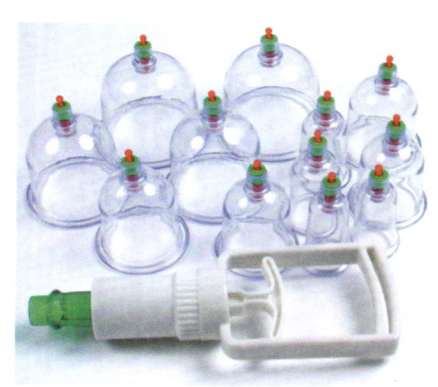

图82　真气抽空罐

拔罐疗法发展到近代，成为传统非药物疗法的重要组成部分，广泛应用于临床。拔罐的用途从单一的吸血排脓治外科疮疡发展到治疗风寒外感及内科其他各疾病，治疗病种数以百计，涉及内、外、妇、儿、骨伤、皮肤、五官诸科。

拔罐疗法历经数千年的发展和时间的考验，这一远古"角法"的魅力与日俱增，不再只是针、灸、药、按摩等方法的辅助手段，而成为单独有效的治病方法之一。拔罐疗法同时也成为我国传统医术对外交流的重要组成部分，传播到世界各地，以其简、便、廉、验、起效快、无副作用等特点受到国内外患者的欢迎。

随着现代真气抽空罐等的使用普及，拔罐疗法已走入寻常百姓的家里，为家庭保健发挥更大的作用。

### 拔罐有技巧

那么，拔罐治病的原理何在呢？

根据现代医学理论，人体正常的血液供给为全身各器官、组织和细胞输送氧和营养物质，同时运走二氧化碳和组织细胞的代谢产物，从而保持机体内环境的稳定，人体新陈代谢、各组织器官的功能活动维持正常的运转。当正常组织在受到外感寒邪等不良刺激后，造成局部组织代谢障碍，血液循环受阻，组织代谢产物中的有些致痛物质会较长时间残留在组织间引起疼痛。

拔罐可造成动脉性充血现象，主要表现为小动脉和毛细血管壁扩张，局部血液含量增多，器官或组织轻度肿胀，局部皮肤呈现紫红或紫黯色。拔罐疗法和刮痧疗法一样均可将黏附沉积在血管壁的瘀血清除到血管外，然后经血液重新吸收入血管，经过全身的血液循环，将血管壁吸出的废物排出体外，从而调整和改善机体的局部血液供应，恢复正常的代谢功能，疏通瘀阻经络，消除局部疼痛。

传统的拔罐法主要以燃火排除罐内空气造成负压，故拔罐法也常被人们称为"拔火罐法"。下面就以较常用的玻璃罐闪火拔法为例简单介绍拔火罐的操作技巧和注意事项。

先说拔罐的工具。各类大小不同的玻璃罐若干个、95%乙醇棉球、止血钳或其他用以夹紧燃烧的酒精棉球的工具、万花油或其他可以起到润滑作用的跌打油剂（用于走罐或推罐）。

再说操作方法。拔罐法有几种：

### 1．留罐法

将点燃的酒精棉球送到玻璃罐的底部，即刻取出后迅速将罐轻轻置于相应的吸附部位，可轻轻用力回拉罐以了解火罐拔得是否够紧，以确定是否需要重新拔，防止罐吸附不紧时打烂玻璃罐。一般根据吸附部位的面积和肌肉的丰厚程度选择罐的大小。闪火拔罐操作要点是火一定要置罐底，这样空气排出充分，吸附力相对较大，若需要吸附力较小，如走罐、闪罐或病人不能耐受太大吸附力的拔罐时，可将火置于罐的中部或略离开罐底即可调整相应的吸附力度。

留罐时间：临床留罐时间一般为5～15分钟为宜，具体可根据病情的需要，结合病人的感觉、罐吸引力的大小、拔罐部位肌肉的厚薄等情况综合决定。如病人感觉很舒适、罐吸引力较小、拔罐部位肌肉丰厚，则留罐时间可稍长，反之则留罐时间相应缩短为宜。留罐时间最长一般不超过15分钟。

## 2. 走罐（推罐）法

在需要推罐的部位或罐口涂以万花油或其他润滑剂，将罐吸住后（注意不要吸附过紧），轻轻循经上下推动火罐至局部皮肤潮红或红紫为度，其作用相当于刮痧疗法。走罐法适宜于面积较大、肌肉较丰厚处，如腰背部、大腿部位酸痛、麻木、风寒湿痹等症。

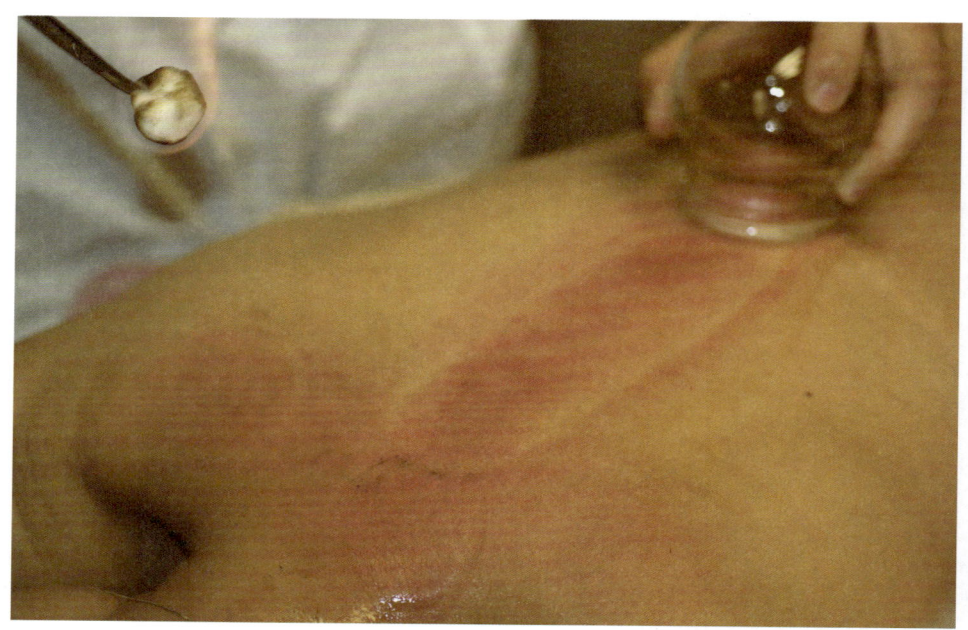

**图83　走罐**

## 3. 闪罐法

将罐以中等或较轻力度吸附住后，即刻取下，如此反复操作多次至皮肤潮红为度。

## 4. 刺络拔罐法

该方法实质上是一种简单实用的放血方法之一，其实质是利用罐疗工具的负压吸附作用，即罐疗早期的吸血排脓作用达到放血的目的。操作方法是，常规消毒需放血的穴位或局部皮肤，以消毒梅花针、三棱针或注射针头浅刺放血部位，然后迅速将火罐吸拔在叩刺部位，使局部在火罐负压的吸附下出血。

起罐方法：起罐时以一手拿住罐子稍微向一边倾斜用力，同时以另一手紧压罐口边的肌肉形成空隙使空气进入罐内，由此取下罐可减轻病人的疼痛感。

闪火拔罐的操作方法虽然简便快捷，但若操作不当易引发烫伤，因此家庭操作时一定要注意以下几个问题：一是玻璃罐要保持干燥，防止沾有酒精烫伤；二是夹棉球的工具一定要紧，建议以止血钳或其他可自动锁紧的工具为佳，以防止棉球跌落烫伤皮肤；三是吸罐的时间不宜过久，以免引起水泡等；四是拔罐后宜用毛巾被或其他东西遮盖住玻璃罐，其目的主要是为了防止罐松动时跌落打烂误伤到人；五是拔罐治疗后宜避风寒，不要即刻冲冷水澡。

另外还要注意，患有血友病、皮肤过敏、全身浮肿、局部皮肤有破损、心脏病等疾病的人，以及极度衰弱消瘦患者、孕妇、6岁以下儿童或70岁以上老人等人群应禁用或慎用拔罐治疗。

## 家有一罐用途大

拔罐疗法作为一种独立的防病治病手段，具有通经活络、行气活血、消肿止痛、祛风散寒等作用。其临床适用症较为广泛，一般较多用于风寒湿痹、腰背肩臂腿疼痛、关节痛、软组织闪挫伤及伤风感冒、头痛、咳嗽、哮喘、胃脘痛、呕吐、腹痛、泄泻、痛经、中风偏瘫等病。

以下介绍最常见的感冒、胃肠不适、肌肉劳损等的拔罐治疗方法。

### ——感冒

感冒属中医外感表证范畴，按照中医经络辨证，足太阳膀胱经主一身之表证，故临床上常取膀胱经背部穴位进行拔罐或走罐治疗，不论是风寒感冒还是风热感冒，在感冒初起的时候，经过拔罐治疗并配合多喝水、充足的睡眠休息，一般普通感冒可不用吃药，2～3天内可迅速恢复；重感冒单用或配合药物大部分也可在一周左右恢复，可有效防止病情发展成咳嗽至迁延难愈。

拔罐法：沿两侧背部膀胱经第一条线，从上至下可用排罐法，或选取局部穴位拔罐：足少阳胆经双侧风池穴，足太阳膀胱经双侧风门穴、肺俞穴，手少阳三焦经外关穴等。局部留罐，以皮肤局部潮红或瘀紫为度，留罐5分钟左右。

走罐法（推罐法）：局部涂上万花油或其他润滑剂，沿两侧背部膀胱经第一条线，上下走罐至局部皮肤潮红、充血或瘀紫为度。

### ——颈肩腰背等肌肉劳损

日常生活中颈肩腰背的劳损非常常见，拔罐除了治疗作用外也有一定的保健

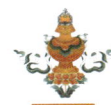

碗碗罐罐也治病——神奇的拔罐和刮痧疗法

调理作用，常规保健可选择拔背部的督脉或膀胱经。除此以外，一般劳损可取局部痛点或劳损点，同时配合相应穴位拔罐。

颈部肌肉劳损：配合肩井、百劳；

肩部肌肉劳损：配合肩井、天宗、肩髃、肩前、肩后；

腰部肌肉劳损：配合肾俞、大肠俞、委中等。

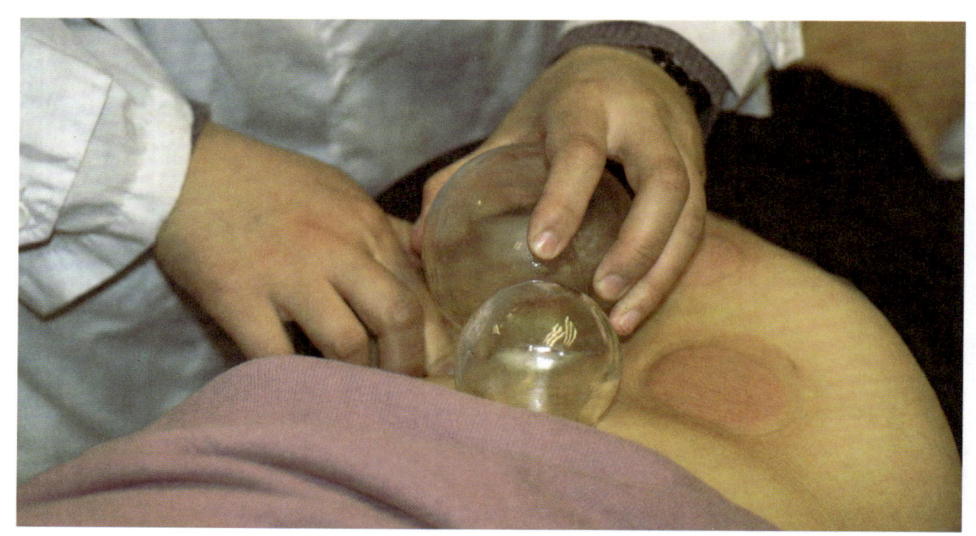

图84　拔罐治疗腰痛

### ——胃脘痛

取腹部任脉之中脘、上脘、关元，足部足阳明胃经之梁丘、足三里，膀胱经背俞穴脾俞、胃俞、肝俞等穴拔罐。

### ——腹痛、便秘等肠道疾病

取腹部任脉之中脘、气海，脐旁胃经之天枢穴，足部胃经之的足三里、上巨虚等穴拔罐。

### ——蚊虫叮咬

日常生活中，有时被蚊虫叮咬的局部会出现红肿或瘙痒，你知道吗，除了涂白花油外，还有一种简便的拔罐法可以消除瘙痒，取真空抽气罐或玻璃火罐在蚊虫叮咬点拔罐，留罐3～5分钟后拔除，这时你会发现在叮咬点有一小圈瘀紫色的痕迹或被吸拔出稍许血水，经过拔罐处理后，被叮咬部位的瘙痒感也随之会减轻或消除。

现代社会，人们都习惯在家里常备些药物，诸如胃肠药、感冒药、消炎药等，以备不时之需。实际上，你不妨同时在家备用一套拔罐用具。如果你的手够巧，不怕麻烦，那么就备一套传统的玻璃罐具，它具有费用低廉、操作简便、闪罐、走罐、拔罐等运用灵活等特点；如果你想简单安全一些，那就备一套或几套塑料真空抽气罐，它具有操作简便、安全、可随意调节吸附松紧度等特点，同时肌肉不丰厚或传统火罐不易吸拔的部位也可通过真空抽气吸附等优点，不足之处是除拔罐外无法进行闪罐或走罐操作。

总之，相信家中备一套拔罐用具，必然会使你的日常保健收到意想不到的效果。

 ## 刮痧拔毒祛外邪

电影《刮痧》讲述了因中西方文化差异引发的一场误会和纠纷：曾在中国民间盛行的传统刮痧疗法，在美国人眼里却是一种"虐待"行为。电影中有一个场景：六岁的丹尼斯被父亲单独留在家里，夜半被母亲电话吵醒的他不慎磕破头皮被送进了医院，医生给他脱下衣服准备做检查时，却意外地发现他的后背有三条长长的瘀痕，据此这些祖父为丹尼斯刮痧治病留下的痕迹成了父亲许大同涉嫌"虐待儿童"的有力"罪证"，其对儿子的监护权也暂时被美国儿童福利局取代。在一片混乱中，历经曲折，曾认为许大同说谎欺骗自己的美

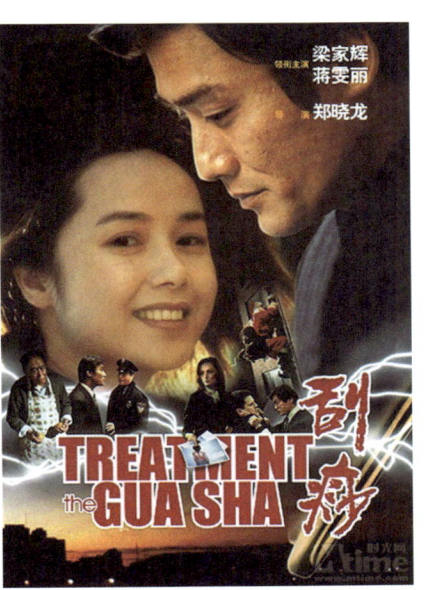

图85　电影《刮痧》海报

国朋友亲自走进了中国人开的诊所里，亲身体验了中华传统的刮痧疗法，最终才确信刮痧治病留下的"瘀痕"并不是虐待的罪证，最终法官撤销了控诉，这一则因文化差异造成的误解才得以消除。

那么，刮痧疗法到底是怎么回事呢？

# 7 有华人的地方就有刮痧

刮痧疗法是中医传统非药物疗法的重要组成部分，具有简便易行、疗效显著等特点。刮痧疗法，源远流长，数千年来，在民间百姓中广为应用和流传，是老百姓最常用的治病方法，有人甚至说，世界上凡有华人的地方就有刮痧。在西医西药还没有普及或是缺医少药的环境下，不论是感冒、中暑，还是胃肠不适，人们总爱用它来解除病痛的折磨。

刮痧疗法，源于民间，其确切的发明年代及发明人，至今已难以考证。刮痧疗法的雏形可追溯到旧石器时代，人们患病时往往会本能地用手或石片抚摩、捶击体表某一部位，有时竟使疾病获得缓解。通过长期的发展与积累，逐步形成了砭石治病的方法。砭石是针刺术、刮痧法的萌芽阶段，刮痧疗法可以说是砭石疗法的延续、发展或另一种存在形式。

"痧"是指皮肤上出现的一些紫红色的形如沙粒的点子。刮痧顾名思义是指通过刮擦的方式，使皮肤出现形如沙粒的点子。中医所讲的"痧症"是指夏秋之间，因感受风、寒、暑、湿之气，或因感受疫气、秽浊之气出现的一类病症。其范围较广，包括外感寒热、头晕胸闷、恶心呕吐、腹胀腹痛等。痧症以夏、秋多发，春季次之，冬季相对较少见。

刮痧疗法在古代主要用于治疗痧症。较早记载这一疗法的，是元代医家危亦林在公元1337年撰成的《世医得效方》中对痧证的描述"腹绞痛、冷汗出，胀闷欲绝，俗谓搅肠沙"。在明代医书中，多沿用了危亦林的说法，但将"沙"字变为了"痧"。如明代张凤逵在《伤暑全书》中载有"绞肠痧"一症。明清两代，痧症和刮痧疗法已引起医药学家的普遍重视。清代郭志邃对痧症和刮痧疗法的临床经验进行总结，写出了《痧胀玉衡》一书。清代论述痧症的专著还有叶桂的《温热湿痧三种》、陈延香的《痧症全书》、沈金鳌的《痧症燃犀照》、王士雄的《吊脚痧症》和《绞肠痧症》、欧阳调律的《痧法备旨》、胡凤昌的《痧症度针》等数十种专著。痧症在中医古籍中的名称有多种，有转筋痧、吊脚痧、绞肠痧、霍乱以及各种"翻症"等。这些病症虽然临床表现多样，但有痧病的共同特点即"痧"和"胀"。一是表现为用工具刮摩皮肤治疗后出现紫红色或黯黑色的痧点；二是患者有头晕脑胀、胸部胀闷、腹部胀痛、周身酸胀、肢体胀麻等酸胀的症状表现。

因此，痧症也称为痧胀。刮痧疗法即为治疗痧症而发展起来的一种外治方法。

刮痧法作为一种简便易行的外治法，因立竿见影的疗效，既在民间流传不衰，也被医家广泛重视。

民间较常用的为传统的刮痧疗法，主要适应证为痧病，所用工具主要为铜钱、苎麻、棉纱线、麻线、磁碗、磁调羹等，刮痧部位主要为背脊部、颈部、胸腹、肘窝等。用香油、冷开水等蘸湿皮肤，刮拭皮肤至出紫黑色、瘀点为度的一种民间疗法。本疗法在农村仍较广泛使用。民间尚

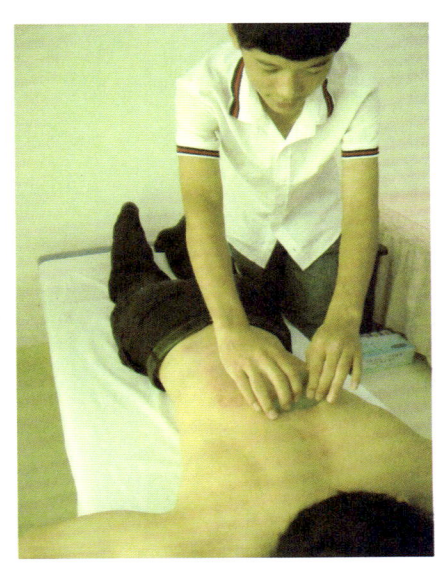

图86 刮痧

有一种"揪痧"法，也是一种治疗痧症的方法，由于这种方法疼痛感较剧烈，一般在偏远的农村才可见到，现代人逐渐较少使用。民间刮痧法较多采取哪儿痛刮哪儿的"阿是"穴取穴方法，主要用于治疗感冒、发热、中暑、急性胃肠炎、其他传染性疾病和感染性疾病的初起，肩、背、臂肘、腿膝疼痛等一类病症。

现代刮痧疗法又称为经络刮痧外治法，是以中医脏腑经络学说为理论指导，集针灸、按摩、点穴、拔罐等中医非药物疗法之所长，所用工具主要是以水牛角为材料制作的刮痧板，对人体具有活血化瘀、调整阴阳等作用，是一种既可防病保健又可治疗的自然疗法。

刮痧疗法一直在民间广为流传，但没有像针灸、推拿等疗法一样得以系统发展。现代社会，随着药物治病的普及和推广，该法逐渐开始少用，尤其在年轻的一辈人当中。正规的中医院针灸科也较少有医生使用，使简单实用的传统刮痧疗法被束之高阁。不过在社区美容保健场所，仍有不少人用刮痧来疏经通络、排毒养颜和祛火清热。因此刮痧疗法还有待人们去进一步了解和认识，以便更好地发挥它应有的作用。

## 刺激皮部泻邪气

看似简单的刮痧疗法中蕴含着中医学治病的大道理。

经络刮痧通过刺激人体皮肤络脉，出痧疹排病邪。经络刮痧施术的部位主要在十二皮部。皮部是十二经脉及其所属络脉在皮表的分区，也是络脉之气所散布的地方。中医历来将刺络放血法作为一种使病邪有出路的方法，"泻邪"必伴随着"出血"。刮痧所造成的出血是皮肤毛细血管的破裂形成的出血性痧疹，以出痧为泻邪的手段，从皮肤络脉引导病邪排出体外。其作用原理主要有以下几点。

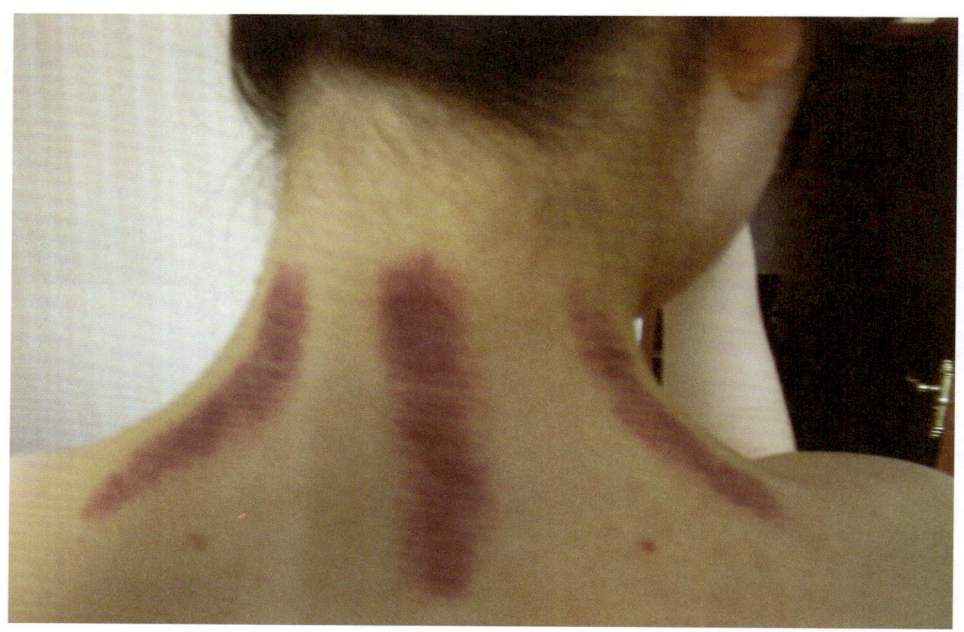

图87　刮痧后皮肤上出现的痧斑

**一是活血祛瘀。**刮痧可调节肌肉的收缩和舒张，使组织压力得到调节，从而促进刮拭组织周围的血液循环，增加血液流量，起到活血祛瘀、祛瘀生新的作用。

**二是调整阴阳。**刮痧对内脏功能有明显的调整阴阳平衡的作用。中医传统非药物疗法的重要特点是具有双向调节的作用，这也是其副作用小的重要原因。

**三是舒筋通络。**肌肉附着点和筋膜、韧带、关节囊等受损的软组织，可发出疼痛的信号，通过神经的反射作用，使有关组织处于警觉状态，引起肌肉的收缩、紧张甚至痉挛，其目的是让肢体减少活动，从而减轻疼痛，这是人体的自我保护反应。刮痧可加强局部循环，使局部温度升高，提高局部组织的痛阈，从而减轻疼痛症状，消除肌肉的紧张、痉挛。

**四是信息调整。**人体的各个脏器都有其特定的生物信息。如刮拭内关穴，可调整冠状动脉循环，增加冠脉流量和血氧供给等；刮足三里穴，可调节垂体－肾上腺髓质功能，从而提高机体免疫力和调整肠运动。

**五是排除毒素。** 刮痧过程可使局部组织形成高度充血，血管神经受到刺激使血管扩张，血流及淋巴液增快，吞噬作用及搬运能力增强，使体内废物、毒素加速排出；组织细胞得到营养，血液得到净化，减轻病情，增强全身抗病能力，有效促进康复。

**六是自体溶血。** 刮痧出痧过程是一种血管扩张渐至毛细血管破裂，血流外溢，皮肤局部组织形成瘀血瘀斑的现象。这种痧斑可很快被人体吸收消散，起到自体溶血的作用，形成一种新的刺激素，可加强局部的新陈代谢，有消炎的作用。自体溶血过程是一个延缓的良性弱刺激过程，可刺激机体免疫机能，使其得到调整，同时可间接调节大脑的兴奋与抑制过程和内分泌系统的平衡。

## 刮痧操作

刮痧的用具也十分简单、方便，只要是边缘比较圆滑的东西均可。传统刮痧工具主要是一些便利的器具如铜板、汤匙、瓷碗、苎麻、棉纱线、麻线等。现代刮痧工具主要为水牛角制作的刮痧板，天然水牛角对人体肌表无毒性刺激和化学不良反应，且水牛角本身是一种中药，具有发散行气、活血和润养作用。刮痧之前，为了防止划破皮肤，还要在皮肤表面涂一层润滑剂，一般的跌打万花油或家庭食用香油、色拉油、菜籽油均可。

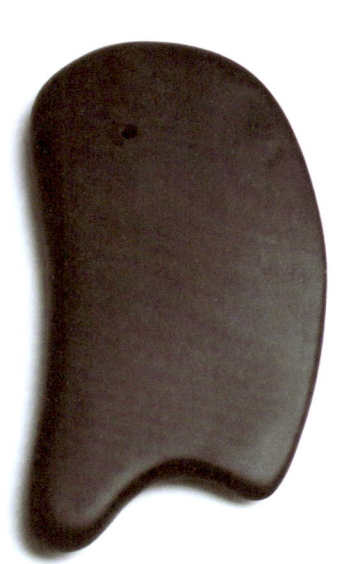

**图88 刮痧板**

刮痧前先将要刮的部位涂上润滑油，操作者以手掌握刮痧板，沿经络循行的方向顺刮或刮痛点、穴位局部，力度适中。刮板与刮拭方向可保持在45°～90°进行刮拭。

刮痧疗法操作简单，需要注意的是刮痧的力度要适中。一般刮痧时以被刮者能耐受或病人感觉较舒服为度。一般适合刮痧的部位疼痛感不明显或患者刮时会感到舒适感，痧证轻轻刮就可出痧，不宜为强求出痧而过于用力刮擦造成皮肤损伤。

刮痧一定要注意：孕妇的腹部、腰骶部，妇女的乳头禁刮；有出血倾向的疾病如白血病、血小板减少等需慎刮；皮肤高度过敏，或患皮肤病的人禁刮；久病年老、极度虚弱、消瘦者需慎刮；醉酒、过饥、过饱、过渴、过度疲劳者禁刮。

## 日常疗疾巧用刮痧

皮肤络脉受邪为病，有外感和内伤的区别。对于邪在浅表络脉，用经络刮痧法可直接将病邪从皮肤络脉驱出体外。对于病邪侵犯在里的络脉，清代医家叶天士提出了"久病在络"，"久痛入络"，"初为气结于经，久则血伤入络"的说法，诸如郁证、痛证、积聚包块等内伤病症可因邪郁久而侵犯在里的络脉，形成络脉瘀滞的病症。病邪虽然在里，但仍然是络脉受邪，同样可以用经络刮痧法刺激相应浅表络脉，以引导病邪排出体外。下面介绍几种常见病的刮痧疗法。

### 1．中暑

中暑是由于盛夏感受暑热所致，由于病情轻重程度之不同而症状表现各异。临床可见大量汗出、口渴、头昏耳鸣、胸闷、心悸、恶心、四肢无力、皮肤灼热，甚则猝然昏倒、不省人事。高温作业如出现类似症状可照此刮痧治疗。

刮痧部位：督脉——人中；背部：督脉——大椎至至阳；膀胱经——双侧肺俞至心俞；小肠经——双侧天宗；上肢：心包经——双侧曲泽至内关；大肠经——双侧曲池、合谷；下肢：膀胱经——双侧委中。

### 2．感冒

感冒是四季常见外感病，中医又有风寒外感、风热外感和暑湿外感之分。常见有头痛、发热、畏寒、乏力、鼻塞、流涕、打喷嚏、咽痛、干咳、全身酸痛等症状，部分患者还可出现食欲不振、恶心、便秘或呕吐、腹泻等消化道症状。

刮痧部位：背部：督脉——大椎至至阳；胆经——双侧风池；膀胱经——第一条线循经刮，然后重点刮风门、肺俞穴；大肠经——双侧迎香；胸部：肺经——双侧中府。伴发热者先刮督脉——大椎；上肢：大肠经——双侧曲池、合谷；肺经——双侧列缺；下肢：胃经——双侧足三里。

### 3．失眠、多梦

失眠是指经常不能获得正常的睡眠而言。轻者入睡困难，或睡而不实，或醒后不能入睡；重者可彻夜不眠。本症可单独出现，也可与头痛、头晕、心悸、健忘等症同时出现。神经衰弱、神经官能症以及因高血压、贫血等引起的失眠、多梦均可参照本症刮痧治疗。

刮痧部位：胆经——双侧风池。奇穴——四神聪、双侧安眠。背部：膀胱经——双侧心俞、脾俞、肾俞。上肢：心经——双侧神门；下肢：脾经——双侧三阴交。

### 4．神经衰弱

神经衰弱是神经官能症中最常见的一种，常由于长期的思想矛盾或精神负担过重、用脑过度、病后体虚等原因引起。症状表现繁多，归纳起来主要有精神疲劳，注意力不易集中，头昏脑胀，记忆力减退，疲乏无力，神经过敏，心烦意乱，焦虑不安，烦躁易怒，失眠多梦，周身酸痛；有各种疑病观念，忧郁消极，五脏不安，食欲不振，性欲减退等。其他如心因性反应症、强迫症、精神抑郁症、内脏神经官能症，皆可照此刮痧治疗。

刮痧部位：督脉——百会、上星至神庭。 奇穴——印堂。背部：膀胱经——双侧心俞至脾俞。胸部：任脉——膻中。胃经——双侧乳根。上肢：心包经——双侧内关至大陵。 心经——双侧神门。下肢：脾经——双侧三阴交。 胃经——双侧丰隆。肾经——双侧涌泉。

就像家中常备一套拔罐用具会对你日常保健极有帮助一样，常备一块刮痧板同样是必要的。

# 后 记

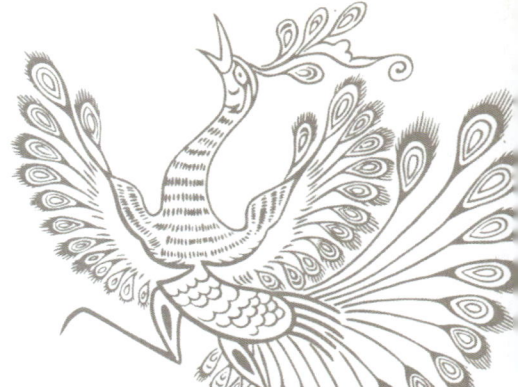

时光荏苒,《通俗中医药》科普丛书第一辑首发式的热闹情景仿佛还在眼前,不料想,一晃已然过去五年。如今,第二辑又要付梓了。

《通俗中医药》科普丛书第一辑在2006年诞生后,收到了来自社会各界的不少好评,也得到了不少荣誉。2006年,时任广东省委书记的张德江同志亲自题字赞该书"是广东省建设中医药强省首批重要成果之一"。2007年,获广州市优秀科普作品一等奖。2008年,在卫生部和国家中医药管理局主办的"中医中药中国行"活动中,被广东省中医药管理局作为礼品赠送给国内外来宾。2010年,又被国家中医药管理局表彰为"最佳科普作品"。

盛名之下,我们编撰者在颇感欣慰的同时,更觉战战兢兢。我们一边更加坚定了把《通俗中医药》丛书编下去的信心,一边也为第二辑能否继续第一辑的成功而深感忧虑。我们原本以为有第一辑的经验,在编写第二辑时肯定会顺利很多,但出乎意料的是,原计划两年完成的任务,我们竟又用了五年才完成。说来汗颜,但个中的缘由却又是任何一个写作者都能理解的:科普写作的确非易事,各书风格需要协调,为精益求精而反复修改……而我认为还有一个重要的原因就是,第一辑的成功给了我们很多压力,让各位作者有些不敢放开手脚。

但不管怎么说,最终,第二辑的五本书还是诞生了。

客观点说,第二辑比第一辑有难度。第一辑的话题,我们选择的是中医学最基本的,也是广大读者最关心的几个领域——中医发展历史、中医学基础理论、中药学基础理论、中医药文化、中医药趣闻;第二辑的话题,只能向不那么基础,因此也许是一般读者并不特别关注的一些领域去选择。我们又不想选择太实用的内容,因为讲述这些内容(如教人如何养生保健、如何防治某种疾病、如何食疗煲汤等等)的读物现在已经太多,我们还是想讲一些更基础、更理论、更文化味一点的东西——这也是我们最初策划《通俗中医药》丛书时的定位。

基于以上考虑,几经斟酌,我们最后奉献给大家的是以下五本:

《神针奇灸》——主要讲述中医的经络理论以及针灸和民间疗法的基本知识；

《心病玄机》——主要讲述中医心理学的基本理论和知识，使读者从中医学的角度对人类的内心世界有更多了解；

《中西医道》——主要从医学历史的角度，对中医和西医进行比较，使读者对中西医学有更多了解；

《时辰养生》——主要从时间医学的角度，按一天从早到晚的顺序，讲述中医养生的基本理论和相关知识；

《古方今病》——主要讲述"古"中医对各种"现代病"的认识，使读者从中医学的角度对各种现代常见疾病有更多认识。

延续第一辑的风格，我们坚持图文并茂，每本书都插了许多图片。这些图片一部分是我们自己拍摄的，一部分来自于我们的教学资料，还有一部分来自于网络公共资源，也就是说，这些图片并非都是我们自己的原创，在此，也向所有图片资料的原创者们致谢，如果涉及权益问题，请同我们联系。

好吃也罢，难吃也罢，这几道菜就算摆在了大家面前，请各位读者品尝吧。

由于水平有限，错漏在所难免，敬请各位同仁和读者谅解并斧正。

陈英华

2011年于广州中医药大学